食事求是

厨余良药

杨师 著

中国科学技术出版社
·北京·

图书在版编目（CIP）数据

厨余良药/杨师著. —北京：中国科学技术出版社，2018.7
（食事求是）
ISBN 978-7-5046-8047-1

Ⅰ.①厨… Ⅱ.①杨… Ⅲ.①食物疗法 Ⅳ.①R247.1

中国版本图书馆CIP数据核字（2018）第108039号

策划编辑	王晓义	
责任编辑	方朋飞	周　玉
装帧设计	周新河	程　涛
责任校对	杨京华	
责任印制	徐　飞	

出　　版	中国科学技术出版社
发　　行	中国科学技术出版社发行部
地　　址	北京市海淀区中关村南大街16号
邮　　编	100081
发行电话	010-62173865
传　　真	010-62179148
网　　址	http://www.cspbooks.com.cn

开　　本	787mm×1094mm　1/16
字　　数	84千字
印　　张	6
印　　数	1—5000册
版　　次	2018年7月第1版
印　　次	2018年7月第1次印刷
印　　刷	北京盛通印刷股份有限公司

书　　号	ISBN 978-7-5046-8047-1 / R·2249
定　　价	48.00元

内容简介

自古以来，中医药学理论中就有"药食同源"的说法，认为很多食物不仅是食物也是药物，在满足人体正常机能需求的同时也能防治疾病。源自食物的药物种类繁多，其中有不少良药时常被人们忽视，比如，我们日常餐厨扔掉的一些厨余。

本书以一个虚拟家庭的日常生活为背景，将常见的厨余良药以轻松愉快的方式呈现给广大读者。所选良药均取于日常厨余，取材简单方便、配伍实用。所选良方均为常见病症验之有效的名方、验方。

该书十分适合个人及家庭自疗、保健之用，也可供餐饮从业者、日常保健爱好者翻阅参考。

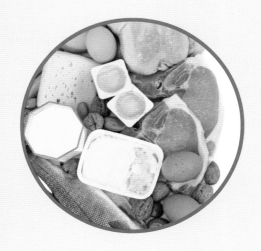

前　言

生活垃圾一半左右是餐厨扔掉的东西，而厨余一半左右是良药。基于垃圾分类、垃圾减量化、低碳生活、提高全民科学文化素质等方面，以及将"四科"（科学思维方式、科学理念、科学人文精神、科学技术知识）等广泛地传播，编写这样受众面广的科普读物很有必要，对国家、社会、个人都有益处。

作者根据30多年从事预防医学、临床医学、营养学等方面工作的经验和体会，从浩瀚的中华传统医学实用老方中精选科学合理、安全有效、简便实用、价廉、配伍简单、易记、至今仍可资引用的，只涉及餐厨扔掉的物品组成治疗常见病症老名方的基本方内容以飨大家。有些老名方虽疗效显著，但因药物成分毒性较大，非医学专业读者不易掌握使用，故未选入。

本书具有独特的科普表现形式、新颖的科普创作手法，以轻松有趣的对话为载体，传播科学的理念。以科学事实为依据，内容科学、严谨，传播方式生动、有趣。本书面向大众家庭和最广泛的读者人群，因此在编写上力求简明、扼要、实用、重点突出、方法具体，并用简洁的白描创作方法，使枯燥的专业知识变得生动有趣，贴近生活、贴近现实、贴近读者。

本书是个人、家庭自用的贴身必备读本，不看不知道，生活真需要！本书备身边，羌时作用显！适用于患者及其家属，研究饮食文化人员，餐饮相关科技、生产、商企咨询者，中医爱好者和广大读者阅读参考。

本书为北京市科学技术协会科普创作出版资金资助项目。其得以顺利出版受益于评委的充分肯定，专家的认可帮助，领导的大力支持，编辑的敬业认真，家人的奉献协助，要感谢的人太多，无法一一提及，在此一并示以感激之情。

江山
于北京狮虎山居

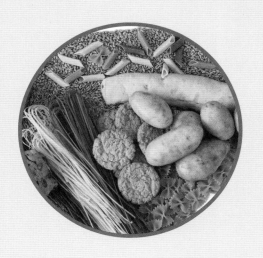

温馨提示

1. 保留的厨余食材并不能直接使用,需要炮制。换句话说,就是厨余食材需要经过加工才能成为良药。有的因其具有毒性,或其性质剧烈,不能直接服用;有的易于变质,不能久藏;有的必须除去杂质和不适用的部分;有的则因气味恶劣而不宜服用。况且同一餐厨食材,由于生熟不同,其作用也有差异。良药效力的发挥充分与否,首先取决于良药本身,其次与炮制有直接关系。因此,必须通过炮制,进行适当的处理,才能当良药使用。炮制的主要目的是,通过加工消除或降低药物的毒性和烈性;加强良药的效力,或增加、改变药物的某些性能,以便更好地适应治疗上的需要;消除杂质,以及便于制剂服用和贮藏等。

2. 书中老名方,虽然有特效,但个体差异较大、情况不一,不能以偏概全,不能替代医疗,患病时请遵从医嘱,或在医生指导下使用。

3. 历史上,度量衡的制度是不断变革的,使得古方上的药物剂量与当今的剂量有所不同。如宋代以前,宋、辽、金、元、明代,1911—1986年,1987年以后,这几个时间段的重量含义是不同的。为方便读者使用,作者已将不同时期的老名方剂量单位换算成现在的国际标准单位。

4. 儿科剂量要减。儿童一般用中药剂量:>12岁,按成人用量;6~12岁,按成人用量的2/3;3~6岁,按成人用量的1/2;<3岁,按成人用量的1/3或更少。

5. 用于甫一家人的生活把厨余食材内容串联起来,情景再现,有画面感,便于理解、记忆。以下人物、情节纯属虚构,若有雷同,请勿对号入座。

于甫又称老于——70岁左右

于甫妻子杞忧——65左右

于甫大儿子于孔——38岁左右

于甫小儿子于孟——35岁左右

于甫小儿媳妇小菁——30岁左右

于甫小孙子晓晓——7岁左右

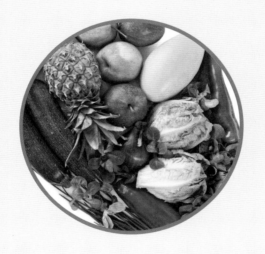

目 录

食事求是——厨余良药

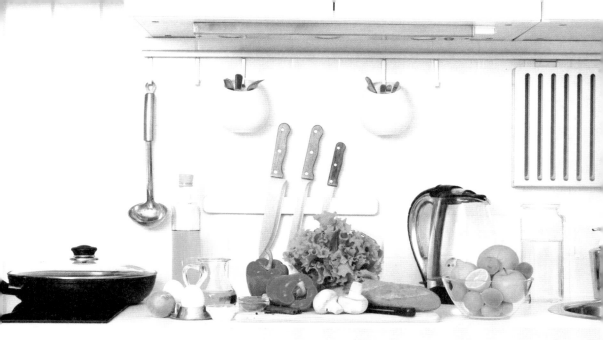

1 蔬菜相关类

- 冬瓜皮: 利水良药
- 冬瓜子: 内痈除掉
- 丝瓜络: 通乳见效
- 丝瓜皮: 解毒良药
- 藕根茎之节: 止血有效

厨余良药

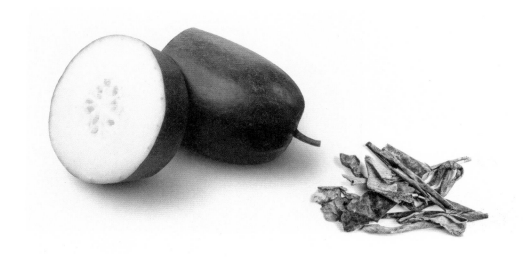

冬瓜皮：利水良药

　　晓晓背着一个很大、鼓鼓的书包，耷拉着脑袋，边走边用脚踢着石头。走进家门，他自言自语道："哎！作业又这么多，晚上玩不了电脑游戏了，真没意思！"

　　小菁在厨房转过头对晓晓亲切地说道："孩子，放学回来了。妈给你做好吃的，每餐不重样，这顿准备做鱼头炖芋头豆腐就着葱花饼，另外做主要给你爷爷吃的山药冬瓜汤。先洗手，帮妈削冬瓜皮去。我说，刚才你嘟囔什么呢？"

　　晓晓毫无兴趣，有气无力地重复了一遍，"哎！作业又这么多，晚上玩不了电脑游戏了，真没意思！"边说边卸下书包，扔在椅子上。

　　小菁对晓晓说："咱们先准备饭，吃完后再说作业的事，好吗？"

　　晓晓很快就把冬瓜削去了皮，掏出瓜瓤和瓜子，递给妈妈。

　　于甫走进厨房，看见散落在地上的冬瓜皮，麻利地拿起扫帚扫到簸箕里准备往垃圾筒内倒，还对孙子说："唉！倒是帮大人干了活儿，可是后面还需要别人给'擦屁股'。"

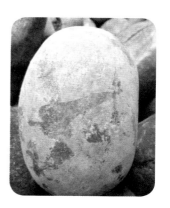

小菁连忙制止："爸，别扔掉呀，我看过的书里写道，冬瓜全身都是宝，是餐厨常见的良药，营养美味，甘凉滋润清淡，比如马上做的山药冬瓜汤，用山药50克、冬瓜150克，同放锅中慢火煲30分钟后即可饮用。健脾、益气、利湿，特别适合您这种痰湿体质。"

知识环岛

冬瓜，富含蛋白质、糖类、多种维生素、矿物质及微量元素等，高钾低钠，不含脂肪，就连看似无用的冬瓜藤，也可以煎水洗治脱肛。

冬瓜皮入药部分是冬瓜的干燥外层果皮。可洗净，晒干，备用。性微寒，味甘。归脾、胃、大肠、小肠经。含多种挥发性成分、维生素、无机元素等。清热利水，渗湿消肿。治水肿胀满、小便不利常用之药。用于水湿壅盛：小便不利、水肿。一般用量9～30克。

警而远之　营养不良而致之虚肿忌用冬瓜皮。

知识环岛

痰湿体质多为体形肥胖，腹部肥满、松软。常见表现为面部油多、多汗且黏、面黄胖黯、眼胞微浮、容易困倦、身重不爽、大便正常或不实、小便不多或微浑。心理特征为性格温和、多善忍耐。发病倾向为易患消渴、卒中、胸痹等病症。适应能力为不适应潮湿环境。

厨余良药

小菁边做饭边说道:"冬瓜皮还是不少老名方的组成成分呢。"

加减方链接

【方名】五皮散加减

【出处】北京中医医院、北京市中医学校编《实用中医学》,北京人民出版社,1975年6月第1版。

【组成】白术9克,茯苓皮15克,五加皮6克,大腹皮9克或冬瓜皮15克,生黄芪9克,桑白皮、生姜皮各6克。

【用法】将药物放入砂锅内,加冷水约高出药物3厘米,经水浸1个小时。急火加热至沸腾,水开后每10分钟搅拌一次,文火煎煮30分钟。煎好后将药液过滤倒出备用。再往砂锅内加热水,水面稍高于药物,用文火煎煮20分钟,去渣取汁,将两次煎取的药液混合均匀,分早、晚服用,日服1剂,温热服用。

【功效】方中茯苓皮,利水道,消水肿腹胀,多治皮肤水肿、腹胀,连皮茯苓治脏腑之水肿;白术、茯苓皮,健脾渗湿行水;生黄芪,补中益气,行水消肿;生姜皮,理气行水;大腹皮即槟榔之果皮,下气宽中,行水导滞;冬瓜皮,甘微寒,清热利水,渗湿消肿,为治水肿胀满、小便不利常用之药;桑白皮、五加皮,泻肺肾之水。

全方健脾理气行水。

【主治】妊娠水肿属脾虚湿聚。妊娠数月面目四肢水肿或遍及全身、皮肤光亮、四肢不温、气短、懒言、食欲不振、口淡无味、大便溏稀、舌质淡、舌苔薄白而润等证。脉象特征为往来流利、应指圆滑、如珠走盘,手轻按在皮肤上感觉脉搏无力,按之空虚。

【禁忌】妊娠期用药要特别注意。

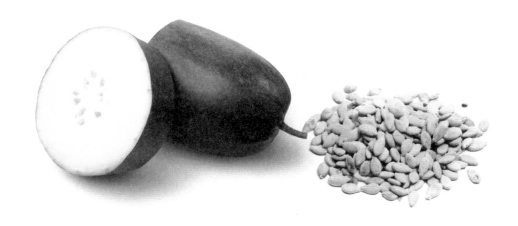

冬瓜子：内痈除掉

小菁对晓晓说道："你把冬瓜皮和冬瓜子洗净，晒干，分开放，备用。冬瓜子又叫冬瓜仁，是冬瓜的种子，入药部分就用它。"

知识环岛

冬瓜子：治内痈的重要用药。性微寒，味甘。归脾、胃、大肠、小肠经。含多种油，以及硒、铬等无机元素，具有免疫促进、胰蛋白酶抑制作用。清热化痰、利湿排脓，并有缓泻作用。用于肺热咳嗽、肺痈、肠痈及痰浊内结、二便不利、带下等证。一般用量15～30克。

警而远之　脾胃虚寒、寒饮咳喘、久病滑泄者忌用冬瓜子。

厨余良药之经典良方

【方名】苇茎汤

【出处】唐代著名医学家孙思邈著《备急千金要方》。

【组成】鲜芦根、薏苡仁、冬瓜子各24克，桃仁9克。

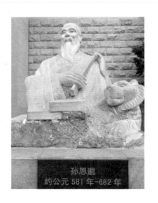

孙思邈
约公元581年-682年

【用法】将药物放入砂锅内，加冷水约高出药物3厘米，经水浸1个小时。急火加热至沸腾，水开后每10分钟搅拌一次，文火煎煮30分钟。煎好后将药液过滤倒出备用。再往砂锅内加热水，水面稍高于药物，用文火煎煮20分钟，去渣取汁。将两次煎取的药液混合均匀，分早、晚服用，日服1剂，温热服用。

【功效】苇茎即鲜芦根。方中鲜芦根，清肺泄热，为主药，即针对主病、主证起主要治疗作用的药物；配合薏苡仁、冬瓜子，化痰排脓；桃仁，活血化瘀。

【主治】慢性支气管炎或肺炎继发感染属痰热壅盛。适用于咳吐臭痰脓血、皮肤干燥脱屑、胸中隐隐作痛、发热或微热等证。脉象特征为往来流利、应指圆滑、如珠走盘，每分钟脉搏在90次以上。

【禁忌】忌吸烟、饮酒；忌多吃肥肉及甜、黏、油腻、厚味等食物；忌烟尘、刺激性气体、过度劳累和淋雨受寒等各种诱发或过敏因素；忌起居潮湿；忌运动不渐进。

小菁的手机响起，她拿起手机放在耳朵上，亲切地说："您好！"

小菁："噢，你儿子得了急性阑尾炎，需要请假。别着急，单位的事大家会帮你分担的，安心照顾儿子吧。"

厨余良药之经典良方

【方名】大黄牡丹汤

【出处】东汉著名医学家张仲景（名机，字仲景）著《伤寒杂病论》，后人据其重新整理的《金匮要略》。

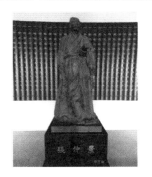

【组成】大黄（后下）、牡丹皮、桃仁各9克，冬瓜子15克，芒硝（冲服）9克。

【用法】将药物放入砂锅内，加冷水约高出药物3厘米，经水浸1个小时。急火加热至沸腾，水开后每10分钟搅拌一次，煎煮30分钟，放入后下药，复煎二三沸。煎好后将药液过滤倒出备用。再往砂锅内加热水，水面稍高于药物，用文火煎煮20分钟，去渣取汁。将两次煎取的药液混合均匀，冲服药应先研成细粉，随汤剂冲服，分早、晚服用，日服1剂，温热服用。

【功效】方中大黄，苦寒，清热解毒，攻下破瘀；牡丹皮，凉血行血散瘀。合为主药，即针对主病、主证起主要治疗作用的药物。芒硝，咸苦寒，辅助泻下；桃仁，辅助活血破瘀；冬瓜子，甘微寒，清热化痰，利湿消肿排脓，并有缓泻作用，为治内痈的重要用药。

【主治】急性阑尾炎肠痈初起。适用于低热、右侧小腹疼痛拒按、大便秘结、小便短赤、舌质红、舌苔黄腻。脉象特征为往来流利、应指圆滑、如珠走盘，每分钟脉搏在90次以上。

【禁忌】妊娠合并急性阑尾炎者忌用；控制饮食，必要时禁食；忌在饭后剧烈运动；忌精神过度紧张；忌过度冷热刺激。

治病加速器

卧床休息，取半坐位。

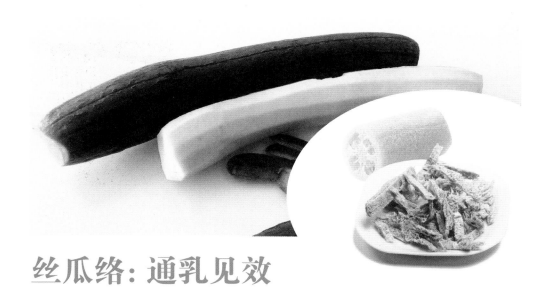

丝瓜络：通乳见效

"妈，我饿了，有什么好吃的呀？"晓晓放学一进门就大声问。

"妈赶紧给你做饭吃！我先看看你奶奶今天买了什么菜。"小菁回应着。

杞忧连忙答道："今天去农贸早市，想换个品种买点菜，丝瓜促销论堆卖，不让挑，就买了些。有的丝瓜太老，里面都成硬渣了，不能吃就扔了吧，反正也没有花多少钱。"

"都是加工容易熟的，很快就能吃上，炒虾仁丝瓜，主食什锦炒饭。晓晓快给妈当个助手，先用削皮器把丝瓜皮削了。"小菁对晓晓说。

晓晓把捏着很老的丝瓜随手丢进了簸箕，一会儿就削好了，洗净后递给了小菁。

杞忧面带忧愁地自言自语道："哎——！我这两个儿子，都干上销售这行。天热了，大儿子的暖气不好卖；天冷了，小儿子的冷饮怎么卖？哎——！"

小菁麻利地做好了饭菜端上桌，听见杞忧叨唠，亲切地说："妈！饭做好了，快吃吧！一会儿该凉了。"

小菁耐心地劝杞忧说："您总在为两个儿子发愁。热天好卖冷饮，您应该为小儿子高兴；冷天好卖暖气，您应该为大儿子高兴。处事心态如何，人生快乐与否，全在您从什么样的角度分析问题，以什么样的眼光看待生活。您应该以快乐的眼光看待生活才是啊。"

杞忧按照小菁说的想了想，心情果然变好了，脸上带出灿烂的微笑："说的也是呀！还真是这么个理儿！你也一块吃吧。"

吃完饭，小菁收拾碗筷去洗，洗完扫地时看见簸箕里被丢弃的很老的丝瓜和削的皮，叫道："孩子，你过来。"

晓晓走进厨房，不知妈妈叫他干什么。

"老的丝瓜除去外皮及果肉，剩下的丝瓜成熟果实的网状脉络，即丝瓜络，是入药部分，洗净，晒干，除去种子，备用。即使不作药，当作去油锅刷，去油效果也很好，扔了岂不浪费！"小菁告诉晓晓。

小菁又过去告诉杞忧："妈，不能吃的老丝瓜不要扔，丝瓜络和丝瓜皮都是良药。"

知识环岛

丝瓜络，性平，味甘。归肺、胃、肝经。含有木聚糖及纤维素、蛋白质、氨基酸、多肽、多糖、苷类、有机酸、蒽醌类、酚类、鞣质、黄酮、香豆素、萜内酯及生物碱，以及钙、镁、磷、钾、铁等元素。不含挥发油、油脂。凉血行血，通络解毒。用于湿热阻络：胸胁作痛（包括肋间神经痛等）、关节肿痛、闪腰岔气、风湿骨痛、水气水肿、小便不利、崩漏、便血、疝痛；毒热壅聚：痈疽肿痛、痘疹胎毒；亦有通乳作用，可治乳汁不下等证。一般用量6～12克。在临证中常用于治疗胸胁作痛，其功效和缓，仅为佐使之品。

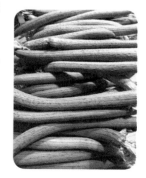

厨余良药

"当年我生晓晓后缺乳喝的中药里就有丝瓜络。"小菁现身说法。

加减方链接

【方名】八珍汤加减

【出处】北京中医医院、北京市中医学校编《实用中医学》，北京人民出版社，1975年6月第1版。

【组成】生黄芪、党参、茯苓、当归、白芍各9克，熟地12克，生麦芽75克，丝瓜络6克，路路通9克。

【用法】将药物放入砂锅内，加冷水约高出药物3厘米，经水浸1个小时。急火加热至沸腾，水开后每10分钟搅拌一次，文火煎煮30分钟。煎好后将药液过滤倒出备用。再往砂锅内加热水，水面稍高于药物，用文火煎煮20分钟，去渣取汁。将两次煎取的药液混合均匀，分早、晚服用，日服1剂，温热服用。

【功效】方中黄芪、党参、茯苓，补气健脾；当归、白芍、熟地，养血益阴；生麦芽，开胃醒脾下乳；丝瓜络、路路通，通络行乳。

【主治】产后缺乳属气血虚弱。产后乳汁分泌少、乳房柔软无胀痛感、面色苍白、精神欠佳、气短、乏力、饮食减少、大便溏稀、舌质淡、舌苔薄等证。脉象特征为手轻按在皮肤上、用中等指力按在肌肉上都感觉脉搏不明显，用重力按至筋骨时才能感到脉搏清楚，脉搏显现部位深，脉细如线，应指明显，脉窄且波动小。

【禁忌】忌多吃耗气的食物，如空心菜、生萝卜等；忌过度劳累；忌运动不柔缓。

治病加速器

坚持母乳喂养，母乳喂养次数应是按需哺乳，24小时喂奶大于8次，最长间隔时间不超过3小时。产后30分钟内母亲和婴儿实行"三早"，即早接触、早吸吮、早开奶。

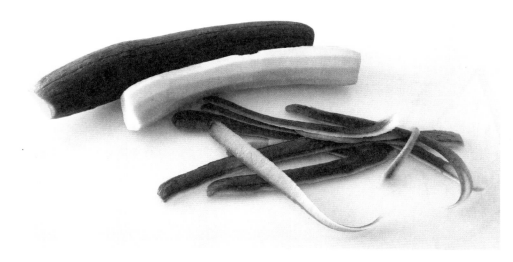

丝瓜皮：解毒良药

　　"孩子，丝瓜络和丝瓜皮要是分开用，作用和用法是不一样的。丝瓜皮入药部分是丝瓜果皮。洗净待用，或晒干备用。"小菁对晓晓说。

　　小菁转过脸对杞忧说："天热了，晓晓大伯的暖气确实不好卖，他为了销售业绩着急上火容易中暑。老名方清络饮中就含有丝瓜皮，可以代茶饮以预防中暑。"

　知识环岛

　　丝瓜皮，性凉，味甘。具有抗病毒、抗过敏作用，清热解毒。用于治脓疮疖，疔毒痈肿。一般用量9～15g。外用：适量，研末调敷；或捣敷。鲜丝瓜皮有清凉解毒利水作用，可以治小便赤涩不通及皮肤湿毒疮痒之证。鲜丝瓜叶有清凉解毒作用，将叶捣烂绞汁外涂，或酌加滑石粉及少许青黛同用，可治热毒痈肿。

厨余良药

警而远之 滑精忌用。

厨余良药之经典良方

【方名】清络饮

【出处】清代著名医学家吴塘著《温病条辨》。

【组成】鲜荷叶边、鲜金银花、西瓜翠衣、鲜白扁豆花、丝瓜皮、鲜竹叶各6克。

【用法】将药物放入砂锅内，加冷水约高出药物3厘米，经水浸1个小时。急火加热至沸腾，水开后每10分钟搅拌一次，文火煎煮30分钟。煎好后将药液过滤倒出备用。再往砂锅内加热水，水面稍高于药物，文火煎煮20分钟，去渣取汁。将两次煎取的药液混合均匀，分早、晚服用，日服1剂，温热服用。

【功效】方中金银花，清热解毒；白扁豆花，解暑化湿；西瓜翠衣，清热解暑，利尿；荷叶，苦平，鲜荷叶清热解暑；竹叶，清热利尿，清心除烦。

【主治】中暑属暑热伤于肺卫的轻证。适用于身热、微有口渴、头目不清、头昏微胀等证。

【禁忌】忌室温过高；忌温度过低；忌用冷水冲澡。

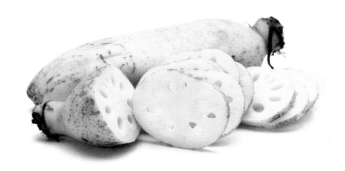

藕根茎之节：止血有效

"我看藕刚上市挺新鲜的，买了些你看怎么做着吃？"杞忧对下班回来的小菁说。

"嗯，一藕两做吧，我剁点肉馅，咱们吃肉馅灌藕，把粗壮肥藕1节去皮洗净，将调味好的肉馅装入藕孔内，放入锅中蒸熟，拿出切成片摆盘，上面撒些菜叶浇汁即成。"

"然后单独做绿豆藕，粗壮肥藕1节，去皮洗净，绿豆50克，用清水浸泡后取出，装入藕孔内，放入锅中，加清水炖至熟透，调以食盐进食。清热解毒，明目止渴。特别适合湿热体质类型，清热利湿。"

"什么叫湿热体质类型呀？"晓晓插话道。

知识环岛

湿热体质类型常见于形体偏胖的人。表现为面垢油光、易生痤疮、口苦口干、身重困倦、大便燥结、小便短赤，男易阴囊潮湿、女易带下量多。心理特征为急躁易怒。发病倾向为易患疮疖、黄疸、火热等病症。对湿热交蒸气候难适应。

厨余良药

"你大伯的体质类型是湿热体质，绿豆藕主要是给他做的。"小菁回应道。

"我赶快收拾藕去，让我大伯吃了快点好。"晓晓边说边把藕按节切开，随手把藕节扔进垃圾筒，洗净藕后递给妈妈。

"晓晓，刚才我看见你奶奶买回来的是一大根带藕节的藕，藕节呢？"小菁突然想起了什么。

"那硬疙瘩既不是皮，也不是籽，总不会是药吧，又不能吃，要它干什么，我扔了。"晓晓不屑地说。

"孩子，还真让你说中了，你怎么把良药给扔了。藕根茎之节又叫藕节，入药部分是睡莲干燥根茎节部。快捡回来，洗净、晒干、备用。"小菁认真地说。

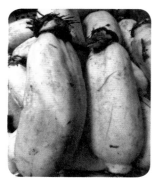

"怎么什么都是药呀。我儿媳妇也太会过日子了！"杞忧夸奖的言语中似乎透露出讥讽的意思。

知识环岛

藕根茎之节，性平，味甘涩。归心、肝、肺、胃经。含天酰胺及鞣质。收敛止血，解热止渴。用于多种出血，生用化瘀，炒炭用止血。一般用量4.5～9克。

警而远之 忌铁器。鲜藕捣汁或生食，凉血止血作用更好。但一定要洗净，避免患寄生虫病。

厨余良药之经典良方

【方名】小蓟饮子

【出处】宋代著名医学家严用和撰《济生方》。

【组成】生地12克，小蓟15克，滑石（包煎）12克，木通3克，炒蒲黄（包煎）、淡竹叶各6克，藕节12克，当归9克，栀子6克，甘草3克。

【用法】包煎药用小纱布袋包好，汤剂煎法、服用方法同清络饮。

【功效】方中小蓟、生地，清热凉血止血，为主药，即针对主病、主证起主要治疗作用的药物；蒲黄、藕节，止血消瘀，为辅药，即能够协助和加强主药功能的药物；滑石（包煎）、木通、淡竹叶、栀子，清热泻火，利水通淋，为兼制药，即协助主药治疗某些次要症状或缓解、消除主药的烈性、毒性的药物；当归，养血活血；甘草，缓急止痛，为引和药，即具有引导他药直达病症所作用的引经药或方剂中次要的药物如调和药、赋形药等。

全方凉血止血、利水通淋。

【主治】泌尿系结石且血尿属下焦热结实证。适用于尿血、小便频数、赤涩不畅热痛、尿色紫红，严重时兼有血块、疼痛满急加剧，或见心烦、舌质红、舌苔薄白或薄黄等证。脉象特征为往来流利、应指圆滑、如珠走盘，每分钟脉搏在90次以上。

【禁忌】避免高钙、高盐、高草酸、高蛋白质、高动物脂肪及高糖饮食；忌吃菠菜、带鱼、乳制品、豆制品、红茶、动物内脏等食物；根据结石成分调节饮食，钙结石应限制含钙丰富的食物，如牛奶、奶制品、精白面粉、巧克力、坚果等；草酸结石应限制含草酸成分丰富的食物，如浓茶、番茄、菠菜、芦笋等；尿酸结石应避免高嘌呤食物，如动物内脏等。

治病加速器

本方属于治标，标治后，应根据病因进行治疗。

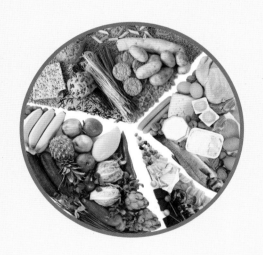

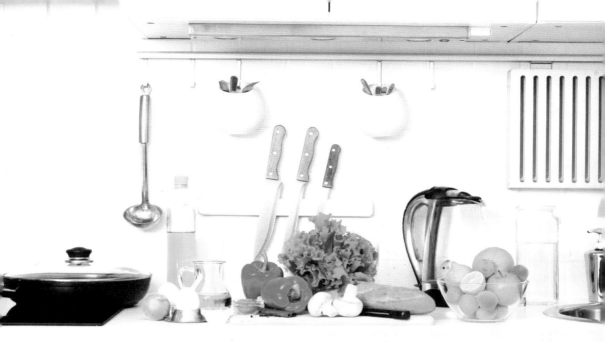

2 水果相关类

- 西瓜翠衣: 解暑利尿
- 酸枣仁: 安神烦少
- 橘皮 (青皮: 舒肝结逃; 陈皮: 理气良药)
- 橘红: 化痰解表
- 橘子籽: 痛经祛扰
- 橘络: 通经络招
- 橘叶: 散结密钥
- 荔枝核: 散寒全包
- 柿蒂: 止呃妙药
- 石榴果皮: 杀虫痢消
- 桃仁: 去瘀润燥
- 莲子心: 泻火利药

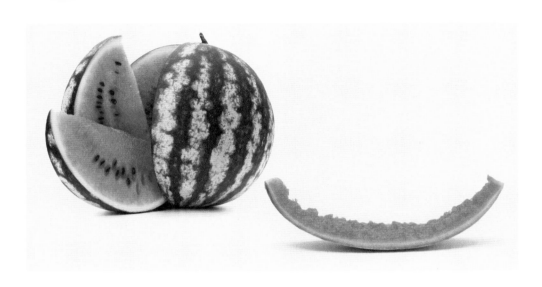

西瓜翠衣：解暑利尿

"大伯回来啦。"晓晓和于孔打着招呼。

"天气挺热的，顺便买了个西瓜。我也不会挑，挑了个长得好看的。"于孔边说边把西瓜放进厨房洗菜水槽。

"呦，大哥真逗，买东西还挑漂亮的。"小菁和于孔开着玩笑。

"妈，我现在可以切开吃吗？"晓晓馋得有些迫不及待。

"好吧，把皮洗干净再切。"小菁准备着果盘。

晓晓洗完西瓜后，用刀刚一碰皮，"砰"的一声，西瓜就裂开了，露出红红的瓜瓤和饱满的黑瓜子。"瓜子留着，让我妈给我炒瓜子吃。"

"受你妈影响，什么都是好东西，抠门儿！"杞忧对晓晓说。

于甫走进厨房："吃完西瓜赶快把皮扔到垃圾站，放时间长了容易有馊味。"

"爸，西瓜浑身是宝，果肉汁多味美，清凉香甜。我之前看视频说外果皮及西瓜瓤之间残留的青色部分擦丝做饺子馅吃，清香爽口，风味独特，还有药用价值。"小菁接过话茬。

"西瓜皮比西瓜瓤值钱，入药部分是西瓜干燥果实外衣，又叫西瓜翠衣。要是只吃瓤不要皮的话，那真成了丢了西瓜捡了芝麻，岂不可惜？！"小菁惋惜道。

知识环岛

西瓜子清肺润肠，补中益气；根、叶煎汤内服，可以治疗肠炎、腹泻等；瓜霜可治疗咽喉疼痛。

西瓜翠衣，性凉，味甘。归心、胃经。含糖类、蛋白质、氮、鞣质、锂、钠、钙、铁、磷、锌、硼等元素以及谷氨酸、赖氨酸等多种氨基酸。清热解暑，利尿。用于暑湿内蕴：烦渴，小便不利，余热不尽，头胀目昏者。一般用量9～30克。

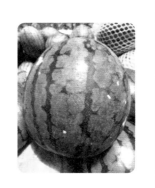

警而远之　中寒湿盛、脾胃寒湿者忌用西瓜翠衣。

"晓晓，将食后的果皮，用刀削去外果皮及残留的果肉，洗净，晒干，备用。"小菁吩咐晓晓。

"大哥，暑天您常在户外跑业务，容易中暑，推荐您一个含西瓜翠衣的老名方清暑益气汤，以预防中暑。西瓜翠衣留着您备用。"

"你们吃果肉，我吃皮，别这么欺负人。"于孔不情愿地说。

"哈哈，西瓜翠衣又没有药味，总比药好吃吧。"小菁笑着说。

厨余良药之经典良方

【方名】清暑益气汤

【出处】清代著名医学家王士雄编著《温热经纬》。

【组成】西洋参（单煎）4.5克，石斛、麦冬各9克，黄连1.5克，竹叶6克，荷梗30厘米，甘草1.5克，知母6克，粳米15克，西瓜翠衣30克。

【用法】将药物放入砂锅内，加冷水约高出药物3厘米，经水浸1个小时。急火加热至沸腾，水开后每10分钟搅拌一次，文火煎煮30分钟。煎好后将药液过滤倒出备用。再往砂锅内加热水，水面稍高于药物，用文火煎煮20分钟，去渣取汁。将两次煎取的药液混合均匀。单煎药按同法另煎，煮沸30分钟，取两次汁混合，最后可兑入合煎的药液中一起服用，分早、晚服用，日服1剂，温热服用。

【功效】方中竹叶，清热利尿，清心除烦；黄连，燥湿清热，泻火解毒；知母，苦寒，质软性润，上清肺经，下泻肾火，兼清胃热，滋阴清肺，解热除烦；西瓜翠衣，清热解暑，利尿；荷梗，苦平，通气宽胸；石斛，甘淡微寒，益胃生津，滋阴除热，侧重养胃阴生津、舌中干燥者，多用于热病，特别是平素阴虚的人，鲜用比干用滋阴清热生津力量大。

西洋参，苦甘凉，清肺养阴，益胃生津。凡肺阴不足之咳嗽，胃燥津伤之口渴，均可治疗。如肺阴不足之因于热邪灼津，治法皆须清肺热、养肺阴为主。故西洋参可配合其他清热润肺养阴药同用，如麦冬、沙参、玉竹之类。本品虽能滋阴生津液，但总以虚而有火者始属相宜。本方西洋参可用沙参代替。

【主治】中暑属暑热灼伤气阴。适用于汗多、烦渴、肢体乏力、神情疲倦等证。脉象特征为脉形大于常脉，但无汹涌之势，手轻按在皮肤上感觉脉搏无力，按之空虚。

【禁忌】忌室温过高。忌温度过低。忌用冷水冲澡。

"这顿我还不给你们留了,我想用它做个热菜——烧翡翠片,先把剩下的瓜瓤削净,再将外面的硬皮去掉,洗净后切成均匀的厚片,放开水锅中,开锅即捞出,控去水分待用。在锅内放少许食用油烧热,放入葱、姜末翻炒,出香味后,烹入1勺水,加入少量食用精盐和一点糖,把待用的瓜片放入锅内,微火烧四五分钟。待瓜片入味后,用湿淀粉勾成溜芡,倒上几滴香油即可。瓜片翠绿喜人,味道清淡,并有清热解暑、利尿导湿、生津止渴等效用。"小菁回应着于孔。

"还想用它做个凉菜——凉拌瓜丝,先把残留的瓜瓤削净,再将外面的硬皮去掉,洗净后切成细丝,放入碗中,加少量食用精盐,腌15分钟,控去水分后装盘。吃时浇上少许香油和醋,拌匀即可,爽口极了。嫌弃你们别吃,看我都吃了,馋死你们。"小菁笑嘻嘻地说道。

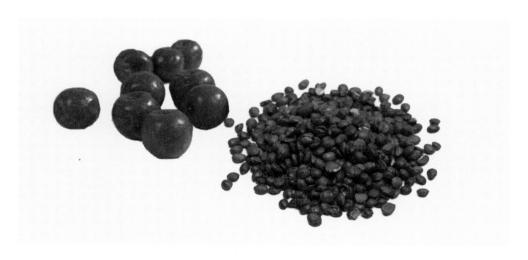

酸枣仁：安神烦少

晚上，晓晓灰头土脸地回到家。

"孩子，学校利用休息日组织你们爬山锻炼身体，并没有让你们钻狗洞带土回来呀？"小菁不解地戏谑道。

晓晓兴奋地说："我们爬山走了好远的道儿，山上发现有野酸枣树，我们还摘了带回来了。妈，您瞧，红红的小球儿，挺好玩的。呵呵，含着嘬一嘬，酸酸的，没有什么果肉，除了皮就是核，当话梅吃，没有味了就吐了扔了。"

"吐了别扔了，留着给你奶奶，有时候她需要吃。"小菁说。

"吐了留着给我吃？！你们娘俩真没有良心！"杞忧正好过来听见这句话，非常气愤。

"妈，对不起，不是您想的那个意思，我怕晓晓扔了，一着急，没说清，再加上您只听见这半句话，误会了！"小菁接过话茬急忙解释道。

"酸枣仁又叫酸枣核，入药部分是酸枣种子之核仁。酸枣成熟果实去果肉、核壳，收集核仁，洗净，晒干，备用。食药同源，已列入原卫生部发布的既是食品又是药品的物品名单，还能做成药膳。晓晓回来捡了一包野酸枣，我说吃完了野酸枣留着核您能用得上。"小菁继续说。

知识环岛

酸枣仁，性平，味甘酸。归心、肝、胆、脾经。富含脂肪油、生物碱、蛋白质、维生素C、黄酮类、多种氨基酸，钾、钠、钙、锌、铁、铜、锰等多种金属元素。具有镇静、催眠、镇痛、抗惊厥、降压、兴奋子宫等作用。补肝益胆，宁心安神。用于心血亏虚：神疲健忘、惊悸、失眠、盗汗、多梦；肝胆血虚：头眩烦渴、虚烦不眠等证。一般用量9～15克。可抑制中枢神经系统，出现镇静、催眠现象。久炒去油后，则失去镇静效果。

警而远之　有实邪郁火者忌用酸枣仁。

似是而非

柏子仁、酸枣仁：作用相似。柏子仁，味甘，性平，芳香和中，仁脂多而润，养心安神，润肠通便，侧重养心，又能滑肠。酸枣仁，味甘酸，性平，补肝益胆，宁心安神，侧重补肝，治不眠，还敛汗，为治虚烦不眠的重要用药，多用于血虚、胆虚之证，血虚则不能养心，胆虚则触事易惊，故不得眠；炒用养肝血以安神，生用泻肝胆之热以安神；配知母、白芍等治心烦；配北沙参、五味子等治盗汗；配辰砂、茯神等治心虚少眠。柏子仁配酸枣仁能安神和催眠，配松子仁、火麻仁治老人虚秘。

黄连、酸枣仁：都治心烦不眠。黄连，泻心火以安神；酸枣仁，养肝血以安神。

"比如，含有酸枣仁的老名方归脾汤，多种疾病都适合用。对属心脾两虚的消化不良、神经衰弱、失眠、月经先期月经不调、功能失调性子宫出血病、绝经期综合征、原发性血小板减少性紫癜、过敏性紫癜，还有属气血亏虚的眩晕等病症都有效。"小菁从书架上取下厚厚的中医古籍出版社出版的《老名方治常见病》，麻利地翻到所需要的那页，照本宣科地念着。看得出来，她看此书已很多次了。

厨余良药

厨余良药之经典良方

【方名】归脾汤

【出处】宋代著名医学家严用和撰《济生方》。

【组成】白术、茯神各9克，黄芪15克，龙眼肉9克，酸枣仁15克，党参9克，木香1.5克，炙甘草、当归各6克，远志3克，生姜3片，大枣5个。

【用法】将药物放入砂锅内，加冷水约高出药物3厘米，经水浸1个小时。急火加热至沸腾，水开后每10分钟搅拌一次，文火煎煮30分钟。煎好后将药液过滤倒出备用。再往砂锅内加热水，水面稍高于药物，文火煎煮20分钟，去渣取汁。将两次煎取的药液混合均匀，分早、晚服用，日服1剂，温热服用。或作丸剂，共研细粉，炼蜜调和，制成药丸。每丸6克，每服1丸，分早、晚服，温开水送服。

【功效】方中党参、黄芪、白术、甘草，补脾益气，为主药，即针对主病、主证起主要治疗作用的药物；当归、龙眼肉，养血；龙眼肉，甘平，补益心脾，养血安神，入脾经，功胜大枣，为滋补药；配茯神、远志、酸枣仁，养心安神；木香，理气醒脾，使补而不滞；生姜、大枣，调和脾胃。

【主治】属心脾两虚的消化不良、神经衰弱、功能失调性子宫出血病、绝经期综合征、原发性血小板减少性紫癜、过敏性紫癜。适用于多思善虑、气短、神怯、饮食减少、神情疲倦、身体乏力、面色萎黄无华、自觉心跳惊慌不能自主、自汗、盗汗、失眠、健忘、月经不调或功能失调性子宫出血、紫癜、便血、舌质淡等证。

属气血亏虚的眩晕。适用于眩晕动则加剧、劳累即发、面色㿠白、唇甲色淡、发色不泽、自觉心跳惊慌不能自主、少寐、神情疲倦、懒言、饮食减少、舌质淡等证。

属虚证心脾两虚的失眠。适用于多梦易醒、自觉心跳惊慌不能自主、健忘、头晕、目眩、神情疲倦、身体乏力、饮食不香、面白少华、舌质淡、舌苔薄等证。或病后虚烦不寐、形体消瘦、容易疲劳、舌质淡等证。或老年人夜寐早醒而无虚烦之证。

以上病症共性脉象特征为手轻按在皮肤上、用中等指力按在肌肉上都感觉脉搏不明显，用重力按至筋骨时才能感到脉搏清楚，脉搏显现部位深，脉细如线，应指明显，脉窄且波动小。

属气虚、心脾两虚的月经先期月经不调。适用于月经量多、色淡质清稀、倦怠无力、面色光白、小腹空坠、自觉心跳惊慌不能自主、气短、舌苔薄润等证。脉象特征为手轻按在皮肤上感觉脉搏无力，按之空虚，脉形大于常脉，但无汹涌之势。

【禁忌】正气未虚，邪气亢盛，慎用本方；虚不受补，先调理脾胃。

警而远之

消化不良属心脾两虚，忌吃刺激性饮食和味道浓烈的调味品。

神经衰弱属心脾两虚，忌吸烟、饮茶、咖啡刺激。

眩晕属气血亏虚，忌多吃耗气的食物，如空心菜、生萝卜等；忌过度劳累；忌运动不柔缓。

失眠属虚证心脾两虚，忌吸烟、饮酒、浓茶、咖啡等；忌精神紧张、生闷气；忌过度劳累、剧烈运动。

月经先期月经不调属气虚、心脾两虚，忌吃生冷、辛辣刺激性食物；忌多吃耗气的食物，如空心菜、生萝卜等；忌淋雨、寒凉、潮湿；忌过度精神紧张；忌生气；忌过度劳累；忌剧烈运动、运动不柔缓。

原发性血小板减少性紫癜属心脾两虚，忌用具有抑制血小板功能的药物，如阿司匹林等。儿童剂量酌减。限制活动量。忌外伤。

"怎么都是归脾汤，到底治什么病呀？"晓晓在旁边听小菁对杞忧耐心地念着有些不耐烦了。

厨余良药

"中医和西医治病方法不一样。简单地说,中医辨证论治,对症下药,不是对病下药,多种疾病可能'证'相同,用对证的老名方治就管用。"小菁用晓晓能理解的语言回答。

"以归脾汤组成为核心方,通过个性化对证加减中药成分,可以派生出多种有效的老名方。我不念了,抽空您自己慢慢看吧。"小菁看杞忧心不在焉地听着,就不再给她念下去了。

厨余良药之经典良方

【方名】酸枣仁汤

【出处】东汉著名医学家张仲景著《伤寒杂病论》,后人据其重新整理的《金匮要略》。

【组成】酸枣仁15克,甘草3克,知母6克,茯苓9克,川芎3克。

【用法】将药物放入砂锅内,加冷水约高出药物3厘米,经水浸1个小时。急火加热至沸腾,水开后每10分钟搅拌一次,文火煎煮30分钟。煎好后将药液过滤倒出备用。再往砂锅内加热水,水面稍高于药物,文火煎煮20分钟,去渣取汁。将两次煎取的药液混合均匀,分早、晚服用,或临睡前1小时左右一次口服,日服1剂,温热服用。

【功效】方中酸枣仁,补肝养血安神,为主药,即针对主病、主证起主要治疗作用的药物;配合川芎,调血疏肝;知母,滋阴降火,清热除烦;茯苓、甘草,安神宁心,缓急调中。

【主治】失眠属肝血不足、阴虚阳亢、气郁化火。适用于虚烦失眠、多梦易惊醒、头胀、头痛、自觉心跳惊慌不能自主、盗汗、烦躁、易怒等证。脉象特征为端直以长,如按琴弦,脉本身的硬度大,脉细如线,应指明显,脉窄且波动小,每分钟脉搏在90次以上。

【禁忌】忌吸烟、饮酒、喝浓茶、咖啡等;忌多吃性温燥烈食物,如羊肉、韭菜、辣椒、葵花籽等;忌精神紧张、生闷气、烦恼;忌熬夜;忌过度劳累、剧烈运动;忌起居过于不动、参加群体运动少。

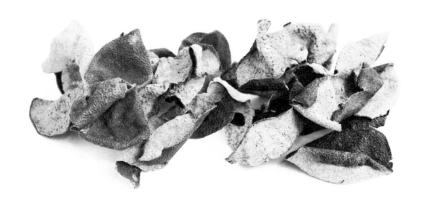

橘皮
(青皮：舒肝结逃；陈皮：理气良药)

"为了早上消费市场，好卖出大价钱，橘子硬着呢，没有熟透就被摘了。" 杞忧念叨着剥开橘子未成熟果实的果皮，扔进了簸箕。

小菁看见后说："妈，即使未成熟的橘子果皮也是良药，扔了可惜。入药部分是橘子干燥未成熟果实之果皮，亦叫作青皮。洗净，晒干，备用。"

知识环岛

青皮，性温，味苦辛。归肝、胆经。富含挥发油、多种氨基酸、黄酮类、升压有效成分等。祛痰，平喘，影响平滑肌，升压，抗休克等作用。破气散结，舒肝止痛。用于肝气横逆：胸膈气逆，胃脘胀闷，呃逆，胁痛；肝气郁结：疝气，乳肿胀痛；气血瘀结：肝脾肿大；饮食积滞，脘腹胀痛等证。一般用量3～9克。

厨余良药

警而远之 青皮沉降下行，故无气滞者忌用。气虚有汗者不宜食用。

似是而非

陈皮、青皮：同一物。陈皮，质老，味辛微苦而芳香，入脾、肺二经，行气健脾、燥湿化痰，其性升浮，适宜上中二焦，宜用于脾胃失健之胸脘胀满、吐泻痰嗽等证；青皮，质嫩，苦辛温，入肝、胆二经，苦能降泄，疏肝破气、散结化滞，适宜中下二焦，宜用于肝气郁结、胁痛乳胀及疝气癥积等证。肝气为病常影响到脾胃，二药又常并用。

厨余良药之经典良方

【方名】化肝煎

【出处】明代著名医学家张景岳（名介宾，号景岳）著《景岳全书》。

【组成】青皮、陈皮各3克，赤芍6克，牡丹皮、栀子、泽泻各3克，贝母（冲服）1克。

【用法】将药物放入砂锅内，加冷水约高出药物3厘米，经水浸1个小时。急火加热至沸腾，水开后每10分钟搅拌一次，文火煎煮30分钟。煎好后将药液过滤倒出备用。再往砂锅内加热水，水面稍高于药物，文火煎煮20分钟，去渣取汁。将两次煎取的药液混合均匀，冲服药应先研成细粉，随汤剂冲服。分早、晚服用，日服1剂，温热服用。

【功效】方中陈皮、青皮，理气；赤芍，敛肝；牡丹皮、栀子，清肝泄热。

【主治】胃痛属肝胃郁热。适用于胃脘灼痛、痛势急迫、烦躁易怒、反酸，自觉胃中空虚、似饿非饿、似饱非饱、似痛非痛、莫可名状，口干苦、舌质红、舌苔黄等证。脉象特征为端直以长，如按琴弦，脉本身的硬度大，或每分钟脉搏在90次以上。辨证要点为胃脘灼痛势急、烦怒、口干苦。

【禁忌】忌吸烟、饮酒；忌吃生冷、油腻、辛辣等对胃有刺激的食物；忌生气、忧郁和感情冲动。

"当年刚生下晓晓时，我被诊断为急性乳腺炎郁乳期，喝的汤药里就含有青皮，恢复得很快。"

厨余良药之经典良方

【方名】瓜蒌牛蒡汤

【出处】清代著名医学家吴谦等编著《医宗金鉴》。

【组成】瓜蒌仁15克，牛蒡子9克，天花粉、黄芩各3克，生栀子4.5克，连翘9克，皂角刺6克，金银花15克，生甘草、青皮、柴胡各4.5克。

【用法】将药物放入砂锅内，加冷水约高出药物3厘米，经水浸1个小时。急火加热至沸腾，水开后每10分钟搅拌一次，文火煎煮30分钟。煎好后将药液过滤倒出备用。再往砂锅内加热水，水面稍高于药物，文火煎煮20分钟，去渣取汁。将两次煎取的药液混合均匀，分早、晚服用，日服1剂，温热服用。

【功效】方中金银花，清热解毒，消散痈肿疔疮，是治疮痈重要用药；柴胡，解表退热，舒肝解郁，升举阳气；连翘，善清心而去上焦诸热，为治疮的重要用药，诸痛痒疮，皆属于心，既清心火，又散血结气聚，所以治外科疮痈的同时，还兼清热利尿作用；皂角刺，辛散温通，消肿排脓，祛风，药力锐利，对痈疽肿毒已成脓者用之，能有助于溃破，故为外科常用之药；牛蒡子，辛微苦寒，散风宣肺，清热解毒，利咽散结，消肿祛痰，又治化脓性疾患，既疏散风热，又通大便，凡风热毒旺盛而便秘者，最为适宜。

瓜蒌，甘寒，清热化痰，润燥止咳，理气宽胸散结，既能清上焦之积热，又可化痰浊胶黏，还能润燥滑肠；瓜蒌仁质润多油，侧重润肠，治肠燥便秘。

【主治】急性乳腺炎郁乳期。适用于乳房肿痛、皮色发红或不变、内有结块、排脓不畅、时或伴有恶寒发热、骨节酸痛、胸闷不适、舌苔薄黄等证。脉象特征为手轻按在皮肤上即感到脉搏，用重力按至筋骨时稍弱，但不空虚，脉搏显现部位表浅，每分钟脉搏在90次以上。

【禁忌】忌乳汁淤积；忌乳头损伤；忌用力挤压或旋转按压乳房。

厨余良药

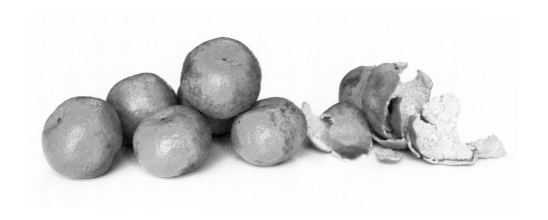

　　"爸，上次针对您痰湿体质做的药膳山药冬瓜汤不难吃吧？今天换种做法，赤豆鲤鱼汤：将1条约800克活鲤鱼去鳞、鳃、内脏，洗净，将赤小豆50克，陈皮10克，辣椒、草果各6克填入鱼腹，放入盆内，加适量料酒、生姜片、葱段、胡椒、食盐，上笼蒸熟即成。这汤健脾除湿化痰，用于痰湿质症见疲乏、食欲缺乏、腹胀腹泻、胸闷眩晕者。平时您食宜清淡，可适当多吃海带、冬瓜等。慢慢调理，不舒服的情况就会减少了。"小菁对于甫关心地说。

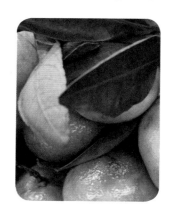

　　于甫赶忙说："正好，刚才剥的橘子皮，我还没有来得及扔，派上用场了，当陈皮用。"

　　"那可不行，入药部分是橘子干燥成熟果皮。洗净，阴干，备用。新鲜的橘子皮里含有很多挥发油，不适合药用，还是要用正规炮制的陈皮。"

　　知识环岛

　　陈皮，性温，味辛、苦。归脾、肺经。含挥发油，温和刺激胃肠道，促进消化液的分泌，排除肠管内积气；刺激性被动祛痰，使痰液易咯出；轻度收缩血管，迅速升高血压；收缩肾血管，使尿量减少；抗炎，理气健脾，燥湿化痰。用于肝郁气滞，脾不健运；脘腹气痛，食滞胀满，不思饮食，嘈杂吞酸，呕吐，呃逆，腹泻；湿痰壅滞：咳嗽痰多，胸闷不畅；妊娠恶阻，恶心，呕吐等证。一般用量3～9克。柑皮的作用与橘皮相同，在药效上微次于橘皮。

警而远之　津亏实热者不宜用陈皮。

"我看老姐妹做鱼肉时就爱放块陈皮。"杞忧插话。

小菁顺势科普着："陈皮作用多、应用广，治疗常见病含有陈皮的老名方太多了，在方中起君、臣、佐、使等不同作用，随便举例就能举出几十个。"

"比如，治疗感冒方面。"小菁从书中夹有书签的位置一下子就翻到所需要的页。

厨余良药之经典良方

【方名】春温第一方

【出处】清代著名医学家雷丰著《时病论》。

【组成】葱白9克，豆豉12克，防风6克，桔梗3克，杏仁（研碎）6克，陈皮3克。

【用法】将药物放入砂锅内，加冷水约高出药物3厘米，经水浸1个小时。急火加热至沸腾，水开后每5分钟搅拌一次，煎煮15分钟。煎好后将药液过滤倒出备用。再往砂锅内加热水，水面稍高于药物即可，再煎煮10分钟，去渣取汁。将两次煎取的药液混合均匀，分早、晚服用，日服1剂，趁热服用。

【功效】本方从葱豉汤（东晋葛洪著《肘后备急方》）加味而成。方中葱白，外能散寒发汗，内可通阳止痛，为肺经之药，故解表散寒用之居多；豆豉，解表退热，和胃除烦，为温病表剂的主要用药，发汗而不伤阴；防风，散风祛湿，解痉，其煎剂有解热、祛风镇痛及发汗作用；陈皮，理气健脾，燥湿化痰。

【主治】感冒属风寒外感，以及感受温邪引起的外感热病初起。适用于外感初起、恶寒、发热、无汗、头痛、鼻塞、身痛而烦、舌苔薄白等证。脉象特征为手轻按在皮肤上即感到脉搏，用重力按至筋骨时稍弱，但不空虚，脉搏显现部位表浅。

【禁忌】忌吸烟；忌吃生冷、油腻、黏滑、腥膻及油炸等不易消化、助湿生热食物。

治病加速器

卧床休息。

"比如，治疗便秘方面就有好几个含有陈皮的老名方。全是常见的成分。您不是经常便秘吗? 看看哪个符合您的情况。"小菁继续念着。

厨余良药之经典良方

【方名】黄芪汤

【出处】清代著名医学家尤怡编著《金匮翼》。

【组成】黄芪9克，陈皮3克，火麻仁9克，白蜜15克。

【用法】将药物放入砂锅内，加冷水约高出药物3厘米，经水浸1个小时。急火加热至沸腾，水开后每10分钟搅拌一次，文火煎煮30分钟。煎好后将药液过滤倒出备用。再往砂锅内加热水，水面稍高于药物，用文火煎煮20分钟，去渣取汁。将两次煎取的药液混合均匀，分早、晚服用，日服1剂，温热服用。

【功效】方中黄芪，为补益脾、肺的重要用药；火麻仁、白蜜，润肠通便；陈皮，理气。

【主治】便秘属气虚。适用于虽有便意临厕努挣乏力、挣则汗出短气、便后疲乏、大便并不干硬、面色光白、神情疲倦、气怯、舌质淡嫩、舌苔薄等证。脉象特征为手轻按在皮肤上感觉脉搏无力，按之空虚。

【禁忌】忌吸烟、饮酒；忌吃辛辣刺激较强的食物，如生葱、生蒜、生姜、芥末面、胡椒粉、辣椒糊等；忌多吃耗气的食物，如空心菜、生萝卜等；少吃油腻食物；有便意时立即如厕，忌人为地控制、排便用力；忌过度劳累；忌运动不柔缓。

厨余良药之经典良方

【方名】五仁丸

【出处】元代著名医学家危亦林著《世医得效方》。

【组成】桃仁9克，杏仁（研碎）15克，柏子仁9克，松子仁6克，郁李仁3克，陈皮9克。

【用法】共研细粉，炼蜜调和，制成药丸。每丸9克，每服1丸，分早、晚服，温开水送服。

【功效】方中桃仁，破血行瘀，润肠；杏仁，宣肺润肠；柏子仁，养心安神，润肠通便；松子仁，润肺通便；郁李仁，辛苦甘平，润燥通便，利尿消肿，能润下，侧重破血行水，凡水肿便秘属于实证者用此相宜；陈皮，理气；炼蜜调和，制成药丸，更能助其润下。

五仁都有油质，润肠燥而不伤津液。

【主治】便秘属肠燥或血虚。适用于大便艰难、病情较缓、病程较长或体弱、血虚、津液亏少的便秘，以及年老或产后血虚便秘等证。

【禁忌】忌吸烟、饮酒；忌吃辛辣刺激较强的食物，如生葱、生蒜、生姜、芥末面、胡椒粉、辣椒糊等；少吃油腻食物；有便意时立即如厕，忌人为地控制、排便用力。

厨余良药

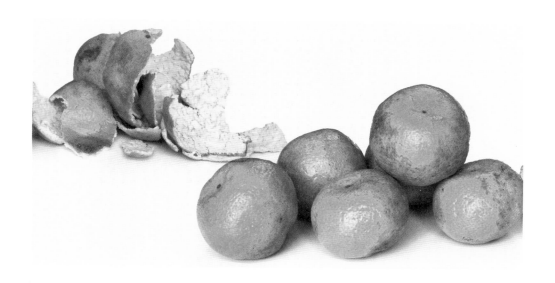

橘红：化痰解表

小菁从超市买回一袋橘子正在洗着皮。"妈，水果长相一样，超市有的地方写桔子，有的地方写橘子，它们是一个东西吗？"晓晓在吃的方面还是很好学的。

小菁言传身教，拿起一个洗干净皮的橘子递给于甫，"爸，你先来吃个橘子。"又转身简单地给晓晓一个明确的答案："是'橘'不是'桔'。"

于甫剥开橘子，并认真地撕掉橘络，连同橘子籽吐到果皮里包起来，懒得起身，像投篮一样把果皮扔进了垃圾筒。

小菁看到此景说："爸，橘子没有可以扔掉的垃圾，橘全身都是宝。先说橘红吧，入药部分是橘干燥外层果皮去掉内部白色部分剩下的红色部分，即最外层果皮。洗净、晒干、备用。橘红属于食药同源，已列入原卫生部发布的既是食品又是药品的物品名单，还能做成药膳。"

"爸，您多年的咳嗽、气管炎，看看含有橘红的多个老名方哪个符合您的情况。我念着您听听。"小菁又拿出不知翻了多少遍的大部头书。

知识环岛

橘红，性温，味辛、苦。归肺、脾经。燥湿化痰。用于湿痰或外感风寒，咳嗽痰多。一般用量3～9克。橘皮陈久者，燥烈之性渐减。橘红燥散之性较橘皮为强，兼有除寒解表之功。

警而远之 阴虚燥咳及嗽气虚者忌服橘红。

厨余良药之经典良方

【方名】清金化痰汤

【出处】明代著名医学家叶文龄撰《医学统旨》。

【组成】黄芩6克，栀子、桔梗各3克，麦冬9克，桑白皮6克，贝母（冲服）1克，知母6克，瓜蒌仁12克，橘红6克，茯苓9克，甘草3克。

【用法】将药物放入砂锅内，加冷水约高出药物3厘米，经水浸1个小时。急火加热至沸腾，水开后每10分钟搅拌一次，文火煎煮30分钟。煎好后将药液过滤倒出备用。再往砂锅内加热水，水面稍高于药物，文火煎煮20分钟，去渣取汁。将两次煎取的药液混合均匀，分早、晚服用，冲服药应先研成细粉，随汤剂冲服，日服1剂，温热服用。

【功效】方中桑白皮、黄芩、栀子、知母，清泄肺热；贝母、瓜蒌、桔梗，清肺止咳；麦冬、橘红、茯苓、甘草，养阴化痰。

瓜蒌，甘寒，清热化痰，润燥止咳，理气宽胸散结，既能清上焦之积热，又可化痰浊胶黏，还能润燥滑肠；瓜蒌仁质润多油，侧重润肠，治肠燥便秘。

【主治】咳嗽属内伤痰热郁肺。适用于咳嗽气息粗促，或喉中有痰声、痰多、质黏厚或稠黄，咯吐不爽，或有热腥味，或吐血痰、咳时胸胁引痛，或有身热、面红、咽燥、口干欲饮、舌质红、舌苔薄黄腻少津液等证。脉象特征为往来流利、应指圆滑、如珠走盘，每分钟脉搏在90次以上。

慢性支气管炎属本虚标实证、痰热蕴结。适用于咳嗽较剧、咳痰黄稠、胸闷痛、口苦、咽干、尿黄、便秘、舌质红、舌苔黄等证。脉象特征为往来流利、应指圆滑、如珠走盘，每分钟脉搏在90次以上。或脉象特征为端直以长，如按琴弦，脉本身的硬度大，每分钟脉搏在90次以上。

【禁忌】咳嗽属内伤痰热郁肺：戒烟忌酒；忌多吃肥肉及甜、黏、油腻的食物；忌起居潮湿；忌运动不渐进。

慢性支气管炎属本虚标实证、痰热蕴结：除了与上述禁忌相同外，忌多吃厚味等食物；忌烟尘和刺激性气体等各种诱发因素的接触和吸入。

厨余良药之经典良方

【方名】贝母瓜蒌散

【出处】清代著名医学家程国彭著《医学心悟》。

【组成】贝母（冲服）1.5克，瓜蒌15克，天花粉9克，橘红4.5克，桔梗1.5克，茯苓9克。

【用法】汤剂煎法、服用方法同清金化痰汤。

【功效】方中贝母、瓜蒌，清热化痰，润肺止咳；天花粉，生津润燥；桔梗，宣肺利咽；橘红、茯苓，理气化痰。气行痰化，各药配合，润肺化痰。

瓜蒌，甘寒，清热化痰，润燥止咳，理气宽胸散结，既能清上焦之积热，又可化痰浊胶黏，还能润燥滑肠；瓜蒌根，又叫天花粉，质实多粉，清热止渴，益胃生津。

【主治】支气管炎属肺经燥热咳嗽。辨证要点为咳痰不利、咽干。

【禁忌】忌吸烟、饮酒；忌吃油腻厚味等食物；忌烟尘和刺激性气体等各种诱发因素的接触和吸入。

厨余良药之经典良方

【方名】正嗽散

【出处】清代著名医学家程国彭著《医学心悟》。

【组成】桔梗(炒)、荆芥、紫菀(炙)、百部、白前各10克,甘草(炒)3.6克,橘红5克。

【用法】共研细粉,每服9克,温开水送服。初感风寒,生姜汤送服。或作汤剂,将药物放入砂锅内,加冷水约高出药物3厘米,经水浸1个小时。急火加热至沸腾,水开后每10分钟搅拌一次,文火煎煮30分钟。煎好后将药液过滤倒出备用。再往砂锅内加热水,水面稍高于药物,用文火煎煮20分钟,去渣取汁。将两次煎取的药液混合均匀,分早、晚服用,日服1剂,趁热服用。

【功效】方中荆芥、白前、百部,宣肺解表止咳;紫菀、橘红、桔梗、甘草,宣肺理气,止咳化痰;白前,辛甘微温,入肺以清肃肺气为主,宣肺降气,化痰止咳,生用于外感咳嗽,炙用于内伤咳嗽。

全方重在止咳化痰解表。

【主治】慢性支气管炎属外感咳嗽而表证不显著。

【禁忌】与上述贝母瓜蒌散禁忌相同。

厨余良药

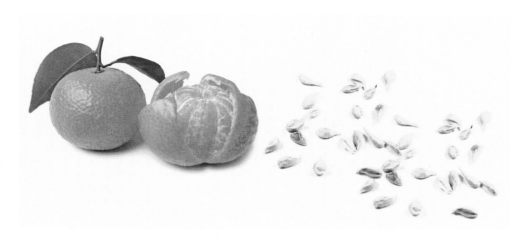

橘子籽：痛经祛扰

"橘红说完了，再说说籽。橘子籽又叫橘核。入药部分是橘子干燥成熟的种子。洗净、晒干、备用。"小菁接着和于甫说。

知识环岛

橘核，性温，味苦。归肝经。含脂肪油、蛋白质等。理气散结，止痛。用于疝气及睾丸肿痛、女性痛经等证。常用于妇科，缓解痛经时用橘核沏茶，一般用3～5克；如果疼得厉害，可以用到10克。

警而远之　体虚者忌用橘核。

加减方链接

【方名】艾附暖宫丸合橘核丸加减

【出处】北京中医医院、北京市中医学校编《实用中医学》，北京人民出版社，1975年6月第1版。

【组成】当归9克，川芎4.5克，白芍、熟地各9克，艾叶6克，小茴香、香附、益母草、橘核、荔枝核各9克，肉桂3克，沉香粉0.9克（冲服）。

【用法】共研细粉，炼蜜调和，制成药丸。每丸9克，每服1丸，冲服药应先研成细粉，随药冲服，分早、晚服用，温开水送服。

【功效】方中四物汤（宋代《太平惠民和剂局方》），养血；艾叶、橘核、荔枝核、小茴香，暖宫散寒；香附、益母草，调理气血；肉桂、沉香，温胞益肾；荔枝核，性温味甘，为肝经血分药，理气散寒，行血中之寒气，治一切寒证。

【主治】不孕症属子宫寒冷。适用于妇科检查发育正常、结婚多年不孕、月经正常、小腹冰冷或冷痛、面色光白、舌质淡、舌苔白等证。脉象特征为脉细如线，应指明显，脉窄且波动小，每分钟脉搏在60～80次，来去怠慢。

【禁忌】川芎，虽为妇科理血的重要用药，若属血虚者，则不能滥用，用之不当，必致耗气伤阴，四物汤之用川芎，并非用以补血，而是取其辛香走散，使补而能通，不致有呆滞之弊。忌性交次数过频或过少。

治病加速器

性交日期合适可增加受孕机会。子宫后位者性交时抬高臀部。

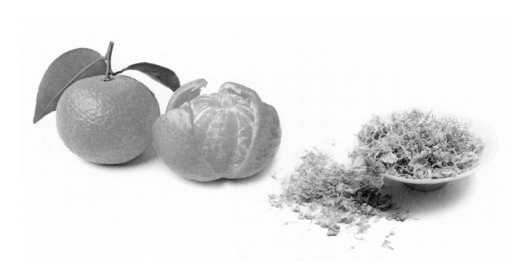

橘络：通经络招

小菁接着对于甫说："说完了籽，再说说丝儿，您撕掉的丝儿是橘络。入药部分是橘子果皮内的筋络。洗净、晒干、备用。"

知识环岛

橘络，性平，味苦。归肝、肺经。含挥发油、黄酮类等。宣通经络，顺气活血。用于咳嗽胸胁痛，口渴呕吐等证，由于本品性不燥善通经络，宜用于虚劳咯血，胸痛咽干等证。一般用量3～5克。

加减方链接

【方名】沙参麦冬汤加减

【出处】杨医亚主编《中医学》第二版，人民卫生出版社。

【组成】沙参、麦冬各9克，玉竹6克，天花粉、白扁豆各4.5克，甘草3

克，石斛、白芍各9克，佛手6克，橘络3克。

【用法】将药物放入砂锅内，加冷水约高出药物3厘米，经水浸1个小时。急火加热至沸腾，水开后每10分钟搅拌一次，文火煎煮30分钟。煎好后将药液过滤倒出备用。再往砂锅内加热水，水面稍高于药物，文火煎煮20分钟，去渣取汁。将两次煎取的药液混合均匀，分早、晚服用，日服1剂，温热服用。

【功效】方中沙参、麦冬、石斛，滋养肺胃之阴，为主药，即针对主病、主证起主要治疗作用的药物；玉竹、天花粉，生津止渴，增强滋阴的作用；配合白扁豆、生甘草，益气和中；佛手，辛苦温，舒肝理气，和胃，理气而不伤阴；橘络，宣通经络，顺气活血。

【主治】消化性溃疡属阴虚。适用于胃脘隐痛、心中烦热、口干少津、手足心热、大便干结、舌质红、少舌苔或无舌苔等证。脉象特征为端直以长，如按琴弦，脉本身的硬度大，脉细如线，应指明显，脉窄且波动小。或脉象特征为手轻按在皮肤上、用中等指力按在肌肉上都感觉脉搏不明显，用重力按至筋骨时才能感到脉搏清楚，脉搏显现部位深，脉细如线，应指明显，脉窄且波动小。

【禁忌】水杨酸盐、非甾体抗炎药、激素、利血平等药物可诱发或加重溃疡病，应停用遵医嘱换用其他药物；忌吸烟、饮酒；暴饮暴食或不规则进食对胃酸分泌节律性的破坏既是致病因素又是复发因素；忌吃刺激性大的饮食，如粗糙食物、过冷食物、过热食物、香料调味、辛辣食物、过咸食物、浓茶、咖啡，以及甜食、肥腻、煎炸、易产气食物等；忌多吃性温燥烈食物，如羊肉、韭菜、辣椒、葵花籽等；忌熬夜；忌过度劳累；忌运动太过；忌过度精神紧张、情绪不宁。

厨余良药

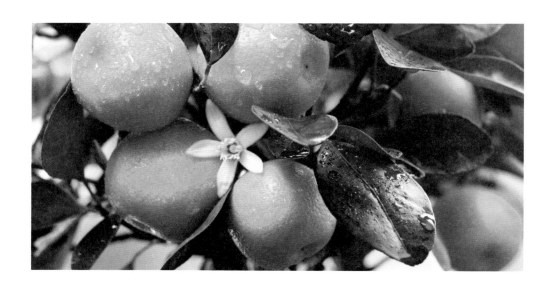

橘叶：散结密钥

"就连橘子的叶也是良药，入药部分是橘子的叶。洗净、晒干、备用。"小菁接着和于甫说道。

橘叶，性平，味苦。归肝、胃经。含挥发油、糖类，如葡萄糖、果糖、蔗糖、淀粉、维生素C和纤维素等。舒肝解郁，行气散结。用于乳痈，胁痛且胀等证。一般用量3～5克。

加减方链接

【方名】普济消毒饮加减方一

【出处】北京中医医院、北京市中医学校编《实用中医学》，北京人民出版社，1975年6月第1版。

【组成】荆芥穗、牛蒡子各6克，橘叶9克，马勃4.5克，蒲公英、板蓝根各9克。

【用法】汤剂煎法、服用方法同上述沙参麦冬汤加减。

【功效】方中荆芥穗,辛散解表；牛蒡子、橘叶、马勃,清热消肿；蒲公英、板蓝根,清热解毒。

【主治】流行性腮腺炎属早期、少阳蕴热、初感瘟毒。适用于发热头痛、一侧或两侧腮部肿起、无明显界限、按之疼痛、不红不硬、舌质边尖红、舌苔淡黄等证。脉象特征为手轻按在皮肤上即感到脉搏，用重力按至筋骨时稍弱，但不空虚，脉搏显现部位表浅，往来流利、应指圆滑、如珠走盘，每分钟脉搏在90次以上。

【禁忌】儿童剂量酌减；忌喝生水；忌酸性饮食；忌吃辛辣、油腻和不易消化的食物；忌吃不洁和变质食物。

治病加速器

隔离患者至腮腺完全消肿。卧床休息。

厨余良药

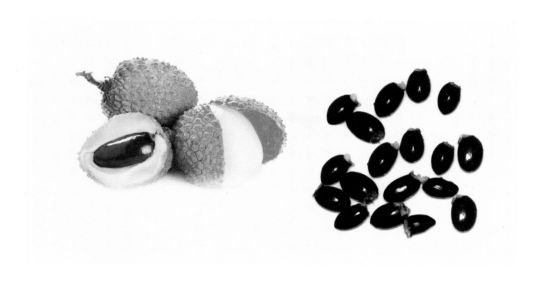

荔枝核: 散寒全包

　　"于孟，孩子吃荔枝时别和他逗着玩，以免被荔枝核呛着。"小菁严肃地提醒着丈夫。

　　"没事儿，我先把荔枝核吐出扔了。"晓晓替爸爸圆着场。

　　"别扔，荔枝核是良药，入药部分是荔枝干燥成熟种子。成熟果实，除去果皮和肉质假种皮，洗净、晒干、备用。"小菁赶忙说。

知识环岛

　　荔枝核，性温，味甘涩。归肝、肾经。含皂苷、鞣质等。降血糖。为肝经血分药，理气散寒，行血中之寒气，治一切寒证。用于寒凝气滞：小腹疝痛，睾丸肿痛；气血瘀聚：胃脘痛，腹痛等证。一般用量4.5～9克。

警而远之　无寒湿滞气者忌服荔枝核。

"我单位一年轻女同事，平时手脚冰凉，每月来月经那几天肚子都疼得死去活来的，不能工作。去中医医院看病，医生说是寒证。让她来月经之前几天喝熬的荔枝核水。后来好多了，不再请假。"小菁转过脸对于孟说。

"唉！结婚多年总是怀不上。"杞忧自言自语道。

"妈，您说什么呢？"小菁听见杞忧说话，不知她从何谈起。

"我在说咱们邻居，小两口和和睦睦的，没听说俩人有什么毛病，结婚多年就是没有孩子。"杞忧惋惜道。

"妈，您瞎操什么心呀，人家小两口追求新的生活方式，没准儿就打算过丁克生活，不想要咧。"小菁回应着。

"我不懂你们年轻人什么丁克不丁克的，人家为要孩子到处打听怀孕偏方呢。"杞忧反驳着小菁。

"正好，您可以把书中含荔枝核的老名方提供给他们。"

加减方链接参见艾附暖宫丸合橘核丸加减方。

厨余良药

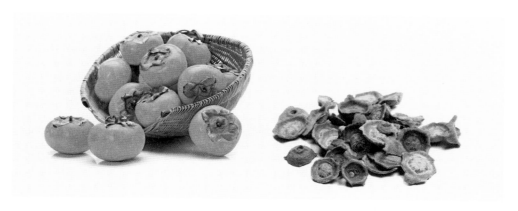

柿蒂：止呃妙药

"这柿子熟透了，太软了，一碰就破，没有办法洗，只能拿着柿子柄嘬甜水喝了。"晓晓边说边揪起柿蒂，随手扔到簸箕里。

"谁让你光拣软柿子捏了。呃，呃，呃，我就爱吃软柿子，有我的份吗？"于孔进门正听见晓晓说柿子搭话道。

"大伯，您来晚一步了，这是最后一个，我都沾嘴了，没有您的份了。"晓晓不好意思地说。

"孩子，你怎么把柿蒂给扔了。柿蒂是良药，入药部分是柿干燥果蒂。去柄、洗净、晒干、备用。"小菁发现簸箕里扔掉的柿蒂对晓晓说。

知识环岛

　　柿蒂，性平，味苦涩。归胃经。含多种有机酸、葡萄糖、果糖、酸性物质、中性脂肪油、鞣质等。抗心律失常、镇静、抗生育。降气止呃。用于胃气上逆：噫气，呃逆等证。一般用量4.5～9克。柿蒂与竹茹、木香、赭石各3克，研末分三份，每份加鸡子一个，蜂蜜一小酒杯，用开水冲服（作一日服用）。治顽固性呃逆。

"大哥，正好有您吃的东西柿蒂，能止呃逆。"小菁和于孔说。

"好吃的不给我留，扔的东西让我吃，太抠门儿！"于孔埋怨着。

"大哥，误会了，柿蒂在治疗多种情况的呃逆的老名方中都存在。"小菁解释着。

似是而非

柿蒂、丁香、旋覆花：都能止呃逆。柿蒂，降气止呃，为治呃逆重要用药，侧重治热呃；丁香，侧重治寒呃；旋覆花，味苦、辛、咸，性微温，性专温散，降逆止呕、止噫气。

厨余良药之经典良方

【方名】丁香散

【出处】明代著名医学家徐春甫撰《古今医统大全》。

【组成】丁香3克，柿蒂6克，高良姜、炙甘草各3克。

【用法】将药物放入砂锅内，加冷水约高出药物3厘米，经水浸1个小时。急火加热至沸腾，水开后每10分钟搅拌一次，文火煎煮30分钟。煎好后将药液过滤倒出备用。再往砂锅内加热水，水面稍高于药物，文火煎煮20分钟，去渣取汁。将两次煎取的药液混合均匀，分早、晚服用，日服1剂，趁热服用。

【功效】方中丁香、柿蒂，降逆止呃；高良姜，温中散寒，行气止痛；甘草，味甘，性平，炙即微温，补中益气，调和诸药。

【主治】呃逆属实证胃中寒冷。适用于呃声沉缓有力、膈间及胃脘不舒、得热则减、得寒则甚、食欲减少、口中和而不渴、舌苔白润等证。脉象特征为每分钟脉搏在80次以下，来去怠慢。

治病加速器

解表散寒药或寒证用汤剂时，趁热服用。

厨余良药

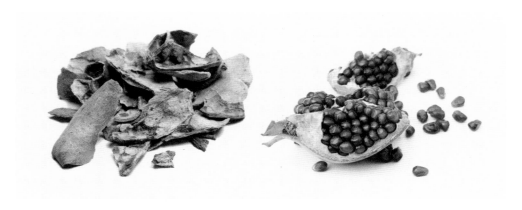

石榴果皮：杀虫痢消

"真烦，花盆里怎么出来那么多小虫子。老头子，快把杀虫剂拿来！"杞忧大声喊着于甫。

"我看看。"小菁凑近说道。

小菁看后说道，"这好办，我就把上次您吃完石榴扔掉的果皮大材小用一回，把洗净、晒干、备用的石榴干燥果皮掰成小块，放到长虫的花盆里，以后浇水就浇在它上面，小虫子就死了，不再繁殖。"

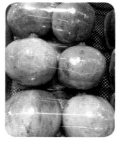

"石榴果皮这个良药可不是做这个用的，我只是救急解决您的问题，还避免滥用杀虫剂、减少污染、变废为宝、低碳生活、循环经济，好处多着呢。"小菁珍惜地说。

知识环岛

石榴果皮，入药部分是石榴干燥果皮，性湿，味酸涩、有毒。归大肠经。含鞣质、生物碱等。驱虫、抗菌、抗真菌、抗病毒。杀虫涩肠。主治绦虫、蛔虫、久泻久痢等证。一般用量3～9克。

厨余良药之经典良方

【方名】真人养脏汤

【出处】宋代《太平惠民和剂局方》。

【组成】白芍、当归、党参、白术各9克,肉豆蔻6克,肉桂、炙甘草各3克,木香(后下)4.5克,煨诃子、罂粟壳各6克。

【用法】将药物放入砂锅内,加冷水约高出药物3厘米,经水浸1个小时。急火加热至沸腾,水开后每5分钟搅拌一次,文火煎煮15分钟,放入后下药,复煎二三沸。煎好后将药液过滤倒出备用。再往砂锅内加热水,水面稍高于药物,文火煎煮10分钟,去渣取汁。将两次煎取的药液混合均匀,分早、晚服用,日服1剂,趁热服用。

【功效】方中诃子、罂粟壳、肉豆蔻、白术、党参,既收涩,又补脾,且有肉桂温肾,当归、白芍调血,木香行气,更为合度;罂粟壳,酸涩微寒,镇诸痛,止咳泻,固肾精,含有0.2%阿片成分,为暂时治标之药;甘草,味甘,性平,炙即微温,补中益气,缓急止痛,清热解毒,调和诸药。

诃子,苦酸涩温,涩肠止泻。偏于久病虚性咳喘,泻痢等证。又久痢气坠后重者,用诃子除涩肠外,又有下气、宽胸腹之气胀的作用。配罂粟壳、白芍、白术、当归、党参,治久痢。

【主治】慢性细菌性痢疾属脾肾虚寒。适用于泻痢时间长、滑脱不禁或有脱肛、腹痛喜暖、四肢不温、舌质淡、舌苔白等证。脉象特征为手轻按在皮肤上、用中等指力按在肌肉上都感觉脉搏不明显,用重力按至筋骨时才能感到脉搏清楚,脉搏显现部位深,脉细如线,应指明显,脉窄且波动小。

【禁忌】无罂粟壳,用石榴皮代替。诃子,苦多酸少,下气之力胜于收敛,所以气虚者,不宜多用;忌吃生冷蔬菜和半生不熟的鱼肉;忌吃不洁瓜果;忌吃腐烂变质食物;忌吃未经处理的剩饭剩菜;忌吃来路不明的食物;忌多吃生冷寒凉食物,如梨、西瓜、荸荠等;少饮绿茶;忌吃多渣、多油、刺激性食物及瓜果梨桃、雪糕等生冷辛辣和油腻食物;忌暴饮暴食;忌紧张;忌过度劳累;忌起居受寒;忌运动不避风寒;忌滥用抗生素药物。

厨余良药

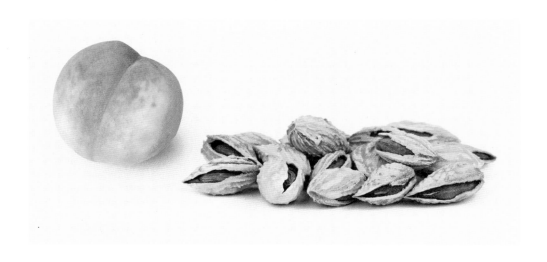

桃仁：去瘀润燥

于甫边吃桃边看着电视，和小菁说："嗯，这次你妈买的桃还不错，有桃的味道，还挺甜。"连吃几大口，嘬了嘬，把吃干净的桃核随手丢进茶几旁的废纸篓。

"嘿，怎么扔这儿呀。你就懒吧，赶紧拣出来扔厨房垃圾筒里！一会儿就扔垃圾站去，扔这儿容易忘，甜的东西爱招小虫子。"杞忧埋怨着于甫说道。

小菁边从废纸篓里捡出桃核边对公公婆婆说："桃核别扔，桃仁是良药，入药部分是桃干燥成熟种仁。除去果肉和核壳，取出种仁，洗净，晒干，备用。食药同源，它已列入原卫生部公布的既是食品又是药品的物品名单，还能做成药膳。"

知识环岛

桃仁，性平，味苦、甘。归心、肝、大肠经。富含脂肪油、不饱和脂肪酸、苦杏仁苷、挥发油、葡萄糖、蔗糖、苦杏仁酶等。祛瘀血、抗炎、抗过敏、镇咳、驱虫。破血行瘀，润肠。用于瘀血凝结：经闭、痛经、肿块、腹痛、胁痛、肠痈、跌打伤痛；血燥不润：大便秘结等证。一般用量4.5～9克。

警而远之 桃仁破血去瘀，能堕胎，故无瘀滞者及孕妇忌用。

"我单位一女同事产后情绪抑郁，有自杀念头和行为，心情烦躁；思维联想缓慢、运动迟缓、面色晦暗、胁肋胀痛、闭经；有舌质紫黯有瘀点、苔白、脉沉弦等证。医生诊断为肝血瘀滞型的抑郁症。因身体原因，很多药不能服用。医生建议除了日常身体的调理护理外，还要使其正确对待各种事物，避免忧思郁虑，防止情志内伤；同时做好心理治疗的工作，使其能正确认识和对待疾病，增强治愈疾病的信心；同时疏肝行气，活血化瘀，还配合药膳桃仁粥，现在好多了。很简单的药膳方：桃仁20克，粳米100克，熬粥，上下午分服。"

似是而非

桃仁、红花：桃仁，苦甘平，为行血去瘀的常用药物，破血逐瘀，瘀血凝结在一起时用，主治月经闭止及蓄血等各种瘀血积滞之证；红花，辛温，活血通经，祛瘀止痛，瘀血散在各处时用。二者配肉桂治月经闭止；配苏木治跌扑损伤；配川芎、当归，治胸腹血气滞痛；煎浓汁可治热病胎死腹中、胎衣不下及产后血晕；用量大则活血力强，用量小则又能养血。

似是而非

桃仁、杏仁：桃仁，质润多油，入血分，除行血外，还润燥滑肠，治大便燥结，作用与杏仁相似；杏仁，走气分。在润肠通便方中常二药同用。

"含有桃仁的老名方有很多，能治疗许多常见病。"

厨余良药

厨余良药之经典良方

【方名】润肠丸

【出处】清代著名医学家沈金鳌著《沈氏尊生书》。

【组成】当归、生地各9克,火麻仁12克,桃仁9克,枳壳3克。

【用法】共研细粉,炼蜜调和,制成药丸。每丸9克,每服1丸,分早、晚服,温开水送服。

【功效】方中生地、当归,滋阴养血,与火麻仁、桃仁同用,兼能润燥通便;枳壳,引气下行。

【主治】便秘属血虚。适用于大便干燥、努挣难下、面色无华、头晕目眩、自觉心跳惊慌不能自主、唇甲色淡、舌质淡白等证。脉象特征为脉细如线,应指明显,脉窄且波动小,往来艰难、涩滞,如轻刀刮竹,又像病蚕食叶。

【禁忌】忌吸烟、饮酒;忌吃辛辣刺激较强的食物,如生葱、生蒜、生姜、芥末面、胡椒粉、辣椒糊等;少吃油腻食物;有便意时立即如厕,忌人为地控制、排便用力。

"还有以前给您念的含有陈皮的老名方五仁丸中也有桃仁成分。"小菁对杞忧说道。

参见陈皮部分中伍仁丸内容。

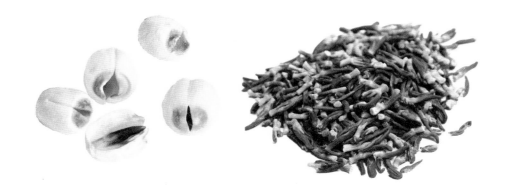

莲子心：泻火利药

"你这干咳还不去医院瞧瞧？"杞忧关心地对小菁说。

"吃些药不就好了。"于甫顺着老伴的话题接着说。

"谢谢爸妈的关心，让您为我操心了。我属于阴虚体质，这个干咳与它有关。"小菁回答道。

"妈妈，什么叫阴虚体质？"晓晓接着问道。

知识环岛

阴虚体质的形体特征为体形瘦长。常见表现为手足心热、口燥咽干、大便干燥、两目干涩、唇红微干、皮肤偏干、易生皱纹、眩晕耳鸣、睡眠差、小便短。心理特征为性格急躁，外向好动。发病倾向为易患阴亏燥热病等。耐冬不耐夏，易受燥邪。

厨余良药

"对于常见的小毛病，不能杀鸡用宰牛刀。饮食比药物在养生和治疗方面更重要。古代名医典籍上有一句话，'为医者，当洞察病源，知其所犯，以食治之，食疗不愈，然后命药'。饮食是防治疾病的一种重要手段。食物与药物都有治疗疾病的作用，但食物人们每天都要吃，与人们的关系较药物更为密切。三分吃药，七分调理。调理能起到营养和防治作用，且无不良反应。小病先找厨师。"小菁转过脸对公公婆婆说。

"治疗常见的小毛病，可按照食养、食疗、药膳、吃药的递进治疗强度方法来用。换句话说，能用药膳治好的不用吃药，能用食疗治好的不用药膳，能用食养解决的不用食疗。"小菁接着说。

"食养和食疗不是都是靠吃吗？一样呀！"杞忧不解地反问道。

"食养和食疗不一样。举个例子说吧，我饿了，吃顿饭就不饿了，饭中的营养维持了我身体的需要，这是食养；假如我因缺乏维生素导致身体出现不舒服，适当多吃些富含维生素的蔬菜和水果，很快就会减轻症状，这是食疗。"小菁用杞忧能接受的方式对她说道。

"我这个阴虚体质需要滋阴降火，食宜滋阴，适当多吃甘凉滋润的食物，如瘦猪肉、鸭肉、绿豆、冬瓜等可改善。现在做两个药膳调理我的症状。莲子百合煲瘦肉：去心莲子20克，百合20克，猪瘦肉100克，加水适量同煲，肉熟烂后用食盐调味食用，每日1次。清心润肺、益气安神，适于阴虚体质见干咳、失眠、心烦、心悸等症者食用。蜂蜜蒸百合：百合120克，蜂蜜30克，混合搅拌均匀，蒸令熟软。时含数片，咽津、嚼食。有补肺、润燥、清热之效。利用家里现有的食材莲子等给您熬什锦八宝粥，色、香、味俱全，入口绵甜，其味无穷。"

"你做的药膳加什么药呀？"于甫疑惑地问。

"刚才说的就是完整的药膳方，不用再加什么药了。况且药膳中的药不是随便什么药都可以加的，一定是原卫生部公布的既是食品又是药品的物品名单中的东西。莲子、百合都在名单中，是食药同源的东西。不是吃的东西里加入药就是药膳！"小菁强调着。

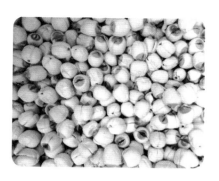

"熬什锦八宝粥时，别嫌麻烦，记住把莲子心抠出扔了，不抠太苦。"于甫叮嘱小菁。

"抠了可以，但不能扔，莲子心是良药，入药部分是睡莲的成熟种子中间的绿色胚根（莲心），取出，洗净，晒干，备用。"小菁急忙说。

知识环岛

莲子心，性寒，味苦。归心、肺、肾经。含生物碱、黄酮类等。降压、清心泻火，用于烦热神昏等证。一般用量1.5～4.5克。

厨余良药之经典良方

【方名】程氏萆薢分清饮方一

【出处】清代著名医学家程国彭著《医学心悟》。

【组成】萆薢、车前子（包煎）、茯苓各9克，莲子心1.5克，菖蒲3克，黄柏6克，丹参9克，白术6克。

【用法】包煎药用小纱布袋包好，放入砂锅内，加冷水约高出药物3厘米，经水浸1个小时。急火加热至沸腾，水开后每10分钟搅拌一次，文火煎煮30分钟。煎好后将药液过滤倒出备用。再往砂锅内加热水，水面稍高于药物，文火煎煮20分钟，去渣取汁。将两次煎取的药液混合均匀，分早、晚服用，日服1剂，温热服用。

【功效】方中萆薢、黄柏、茯苓、车前子（包煎），清利湿热；莲子心、丹参、菖蒲，清心安神；白术，健脾利湿。

【主治】前列腺炎属实证。适用于小便混浊如米泔水或有滑腻之物、湿热下注遗精、口苦或渴、尿道热涩疼痛、小便热赤、舌质红、舌苔腻等证。脉象特征为脉来浮而细软，每分钟脉搏在90次以上。

【禁忌】属湿热下注的遗精，慎过用固涩之品；忌吸烟、饮酒；少饮咖啡、浓茶；忌吃辛辣刺激性食物；忌久坐、坐软凳及沙发；忌长时间持续骑自行车；忌走远路；忌提重物；忌过度劳累；忌长时间憋尿；忌治疗期内行房事，平时视年龄和健康状况有规律地适度性交。

治病加速器

卧床休息。及时治疗泌尿生殖系统感染。

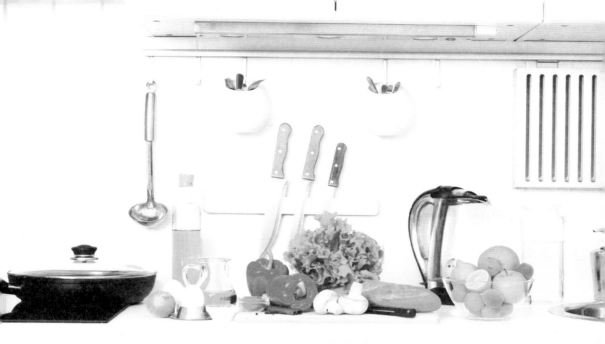

3 调味品相关类

- 生姜皮：化水肿消
- 川椒籽：行水无扰

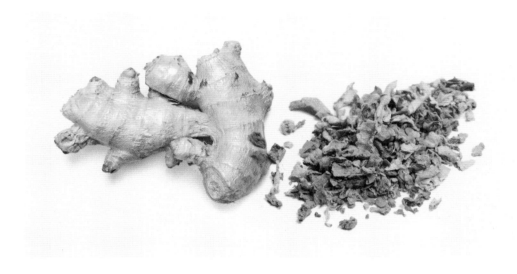

生姜皮：化水肿消

　　"儿媳妇，我提前把食材都准备好了，你直接就可以做了，想用什么都是现成的，做起饭来省时间。"杞忧跟刚进门的小菁说。

　　"好呀，辛苦您了！"小菁礼貌地回答道。

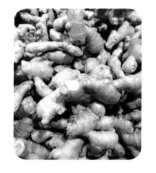

　　小菁放下包，洗完手，走进厨房准备做饭。看见厨房台面上洗净的青菜和放在小碟里抠得干干净净的生姜，可惜地说："妈，您把生姜皮抠的扔了吧，别扔呀，那是良药。"

　　"入药部分是生姜根茎外皮。洗净、刮取皮层、晒干、备用。"

> 知识环岛
>
> 　　生姜皮，性凉，味辛。归脾、肺经。生姜皮含有挥发油、姜辣素、树脂及淀粉等成分，具有治疗恶心、呕吐、抗衰老、抗菌、兴奋肠胃、促进消化、降温、提神、驱散寒邪等作用。辛散化水，行水消肿。一般用量2～6克。

厨余良药之经典良方

【方名】五皮饮

【出处】传说出自东汉著名医学家华佗著《中藏经》。

【组成】桑白皮12克,陈皮6克,生姜皮9克,大腹皮12克,茯苓皮24克。

【用法】将药物放入砂锅内,加冷水约高出药物3厘米,经水浸1个小时。急火加热至沸腾,水开后每10分钟搅拌一次,文火煎煮30分钟。煎好后将药液过滤倒出备用,再往砂锅内加热水,水面稍高于药物即可,再用文火煎煮20分钟,去渣取汁。将两次煎取的药液混合均匀,分早、晚服用,日服1剂,温热服用。

【功效】茯苓皮,健脾渗湿,利水道,消水肿腹胀,多治皮肤水肿、腹胀,连皮茯苓治脏腑之水肿;配陈皮,理气和中,运脾化湿;更以桑白皮,泻肺利水;大腹皮即槟榔之果皮,辛微温,下气宽中,行水导滞;生姜皮,辛散化水。

五皮共用,健脾理气而行水。

【主治】慢性肾炎、妊娠水肿属脾湿气滞。适用于头面四肢皆水肿、心腹胀满、上气促急、小便不利,以及妊娠水肿、舌苔白腻等证。脉象特征为手轻按在皮肤上、用中等指力按在肌肉上都感觉脉搏不明显,用重力按至筋骨时才能感到脉搏清楚,脉搏显现部位深,每分钟脉搏在60~80次,来去怠慢。

【禁忌】慢性肾炎属脾湿气滞:忌用肾毒性药物;忌饮酒和咖啡;忌吃刺激性食物,如辣椒等;忌吃辛温滋腻食物,如羊肉、韭菜、生姜、辣椒、胡椒、花椒等;忌吃辛温助热的食物,如火锅、烹炸、烧烤等;忌起居过于不动、参加群体运动少;忌起居暑湿。

妊娠水肿属脾湿气滞:少吃易产气和涩肠类食物,如红薯、芋头等;忌起居过于不动、参加群体运动少。

厨余良药

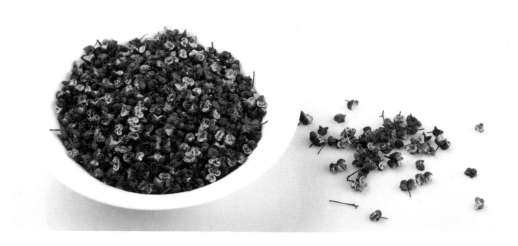

川椒籽：行水无扰

"嘴里总觉得没有味儿，菜太淡了，不想吃。"于甫嘟囔着。

"爸，您口味太重了，在吃东西时，味不可偏浓，偏浓太过，不但会导致营养不良，而且还会伤及脾胃及其他脏腑，而致多种疾病发生，如肥胖、便秘、高血压、糖尿病等。没有买卖就没有杀害，没有偏爱就没有伤害。味重则病重，盐似乎有一种快乐元素，吃盐好像能提高情绪，让人只会吃得多，不会吃得少；随着年龄的增长，味觉逐渐退化，对咸的感觉逐渐减弱，越吃越觉得没味儿，越吃越咸，盐的食入量逐渐增加。只靠在自家厨房使用限盐勺有时还是难以控制食盐摄入量，因为从其他调味品和加工食品中还可能摄入大量食盐，如酱油、酱、咸菜、榨菜、酱豆腐及熟肉制品、咸鸭蛋，以及外购的花卷、包子、馅饼等加工食品。低盐饮食对预防心血管疾病非常有好处。"小菁劝阻着公公于甫道。

为了于甫不腻烦自己讲的道理，小菁又跟上一句："这样吧，我再做个有味道的菜，搭配着吃，但湿热体质的晓晓大伯不宜多吃，只能看咱们吃。那就做个简单、好做的椒盐羊排，马上就能吃上。把上次剩的羊汤中的羊排捞出来，羊排上拍一层面粉，托一层鸡蛋糊，再沾上芝麻备用。锅里放食用油，加热后放入备用的羊排，呈浅金黄色时捞出，蘸上椒盐吃，酥香鲜嫩，怎么样？"

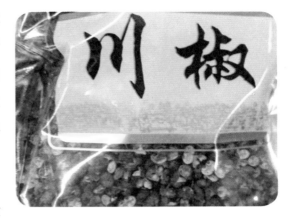

"好呀！我去准备椒盐。"于甫似乎有了精神。

"做椒盐呀，炒锅里要先放入食用盐，上火炒热后再放花椒，炒至花椒呈黑褐色时，倒在案板上用擀面杖擀细，掺入少许胡椒粉拌匀即可。"于甫边准备边絮叨着。

"您抠什么呢，我很快就弄好了，就等您的椒盐了。"小菁催促着于甫。

"哎呀，上次你妈买的川椒不好，好多川椒里都有籽，光拿籽充分量了，我得一个一个抠出来扔了。"于甫埋怨道。

"爸，川椒籽留着别扔，是良药，又叫椒目，入药部分是川椒干燥的种子。洗净，晒干，备用。"小菁说道。

知识环岛

川椒籽，性寒，味苦。归脾、膀胱经。含生物碱等。行水气，平喘满。用于水气肿满，小便不利等证。一般用量2～5克。

警而远之 阴虚火旺者忌用川椒籽。

加减方链接

【方名】疏凿饮子加减

【出处】杨医亚主编《中医学》第二版,人民卫生出版社。

【组成】商陆3克,泽泻9克,赤小豆30克,椒目3克,木通6克,茯苓皮9克,大腹皮、槟榔各6克,生姜皮、羌活各3克,秦艽6克。

【用法】将药物放入砂锅内,加冷水约高出药物3厘米,经水浸1个小时。急火加热至沸腾,水开后每10分钟搅拌一次,文火煎煮30分钟。煎好后将药液过滤倒出备用。再往砂锅内加热水,水面稍高于药物,文火煎煮20分钟,去渣取汁。将两次煎取的药液混合均匀,分早、晚服用,日服1剂,温热服用。

【功效】方中羌活、秦艽,疏风透表,使在表之水气从汗而疏解。大腹皮、茯苓皮、生姜皮,协同羌活、秦艽,去肌肤之水;泽泻、木通、椒目、赤小豆,协同商陆、槟榔,通利二便,使在里之水邪从下而夺。疏表有利于通里,通里有助于疏表,如此上下表里分消走泄,使湿热之邪得以清利,则肿势自消。大腹皮即槟榔之果皮,下气宽中,行水导滞;秦艽,味苦、辛,性平,是阳明经药,辛散苦泄,性质平和,散风除湿,兼能利二便,导湿热外出。

【主治】水肿属阳水、湿热壅盛。适用于遍身水肿、皮肤光亮而薄、胸脘腹部有压重堵闷感、烦热、口渴、小便短赤,或大便干结,伴见气喘、舌苔黄腻等证。脉象特征为手轻按在皮肤上、用中等指力按在肌肉上都感觉脉搏不明显,用重力按至筋骨时才能感到脉搏清楚,脉搏显现部位深,每分钟脉搏在90次以上。或脉象特征为脉来浮而细软,每分钟脉搏在90次以上。

【禁忌】忌吃辛温滋腻食物,如羊肉、韭菜、生姜、辣椒、胡椒、花椒等;忌吃辛温助热的食物,如火锅、烹炸、烧烤等。忌起居暑湿。忌运动太少。

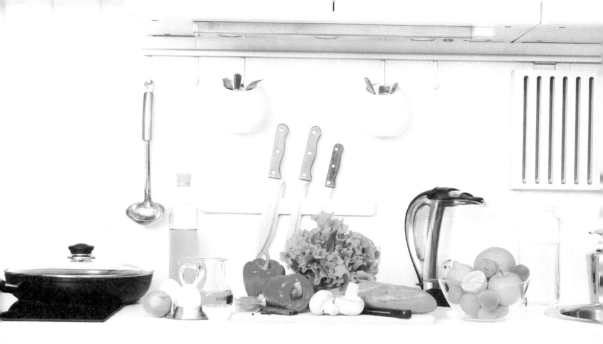

4 动物相关类

- 鸡肫中的内层黄皮: 化瘀积消
- 鳖甲: 滋阴坚消
- 黄花鱼头中之耳石: 消石宝药
- 牡蛎贝壳: 阴虚治疗
- 乌贼的干燥背骨: 止血宝药
- 鲍鱼的介壳: 实热除掉

厨余良药

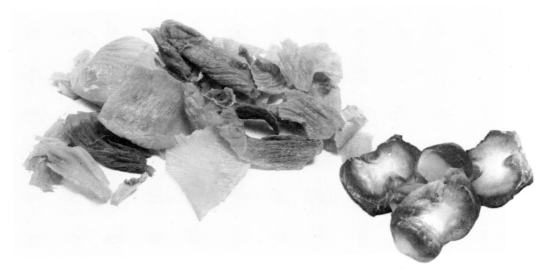

鸡肫中的内层黄皮：化瘀积消

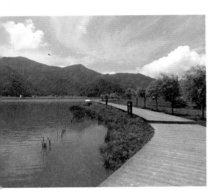

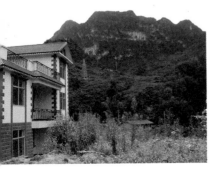

　　"这里环境真好！依山傍水的优美自然环境，蓝色的天空飘着朵朵白云，空气新鲜、负氧离子浓度高，沁人心脾；海拔高度在1500～2000米，阳光充足、年均日照时间长；气候宜人，冬无严寒、夏无酷暑，年平均气温18℃左右，相对湿度为30%～60%，气温湿气气压均较低；环境幽静、无噪声干扰、噪声限值为36分贝以下，生态环境好、无工业和'三废'（即废水、废气和固体废弃物）污染、上风上水，水源头含弱碱性泉水和土壤中含对人体有益的矿物质和非常丰富的微量元素；该地处于较高位置的平整地带，人口密度低、长寿人口比例大，民风淳朴，房子坐北朝南。走，咱们去看看农家乐女主人给咱们准备了什么好吃的午餐。"小菁对晓晓说。

"大婶，您收拾鸡呐。"小菁和农家乐主人亲切地打着招呼。

"自家散养的柴鸡，刚逮住杀了，中午做野生蘑菇炖小柴鸡。"农家乐女主人面带微笑地对小菁说。

"我帮您打个下手，我来收拾鸡。"小菁主动、热情地说道。

"好呀！我也不把您当外人。"农家乐女主人也爽快地应道。

"我还没有见过怎么收拾鸡呢，妈，让我看看。"晓晓来了兴趣，兴冲冲地说道。

"鸡肚子里的圆球球是什么呀，能吃吗？"晓晓问小菁。

"这叫鸡肫（zhūn），是家鸡的砂囊，洗净炖熟了能吃。"小菁边剖开鸡肫翻出内壁边回答着。抖搂掉沙砾小心地拔下鸡内金（鸡肫中的内层黄皮），洗净放在一边装着鸡肝、鸡心的碗里。

"这是什么，这黄皮又不是肉，也不能吃，还不如和褪下的毛扔了。"晓晓说。

"不能扔，是良药。这叫鸡内金，食药同源，已列入原卫生部公布的既是食品又是药品的物品名单。入药部分是家鸡的干燥砂囊角质内壁，鸡肫中的内层黄皮。洗净、晒干、备用。"小菁给晓晓讲，不知他能理解多少，总之给孩子熏熏耳朵，让他对鸡内金有个印象。

知识环岛

鸡内金，性平，味甘。归脾、胃、小肠、膀胱经。含胃激素、角蛋白、多种维生素、多种氨基酸及铝、钙、铬、钴、铜、铁、镁、锰、钼、锌等元素。增加胃液分泌量和增强胃运动，加速排泄放射性锶，抑制肿瘤细胞。补脾健胃，消积化瘀，固脬止遗，化结石。用于脾失运化，食水内停，水肿腹胀、泻痢、食积、反胃呕吐、小儿疳积；湿热结滞，泌尿系结石；下元不固：遗尿等证。一般用量煎服3～9克，微炒研末吞服1.5～3克。

厨余良药

警而远之 脾虚无积滞者忌用。

"这四合院挺干净的,怎么哪里来的一股臭味?"小菁皱着眉头自言自语道。

"嘻嘻,我放臭屁了。"晓晓坏坏地一笑。

"这些天总是吃好吃的,不怎么运动,不消化吧。轻轻地把舌头全伸出来让妈看看,让舌头放松,不要绷着劲。舌苔腐,表示食滞,此时当天的饮食最好清淡、容易消化、半饱不饿即可,可食用山楂丸、鸡内金等促进消化。正好手头有鸡内金。鸡内金内含有消化酶,适用于各种消化不良,功在助健运,主治小儿疳积,长期消化不良等证。微炒研末吞服,疗效优于汤剂。"小菁说道。她到哪里也不忘带常看的工具书查阅着。

"哎呀,休假还给孩子上课。"于孟烦心地对小菁埋怨着。

"你过来了,正好,也给你上上课。"小菁摆着严肃的面孔像对小学生一样和丈夫开着玩笑。

加减方链接

【方名】保和丸加味

【出处】张伯臾主编《中医内科学》,上海科学技术出版社,1985年10月。

【组成】山楂23克,神曲7.5克,半夏、茯苓各11克,陈皮、连翘、莱菔子各3.7克,麦芽、谷芽各9克,鸡内金(微炒研末吞服)1.5克。

【用法】共研细粉,用水调和制成圆珠形药丸。每服6克,分早、晚服,温开水送服。或作汤剂,将药物放入砂锅内,加冷水约高出药物3厘米,经水浸1个小时。急火加热至沸腾,水开后每10分钟搅拌一次,文火煎煮30分钟。煎好后将药液过滤倒出备用。再往砂锅内加热水,水面稍高于药物,用文火煎煮20分钟，去渣取汁。将两次煎取的药液混合均匀，分早、晚服用，日服1剂，温热服用。

【功效】方中山楂、神曲、莱菔子，消食导滞，为主药，即针对主病、主证起主要治疗作用的药物；配合陈皮、半夏、茯苓，理气燥湿和胃；连翘，清热；谷芽，味甘，性平，消食健胃；鸡内金，味甘，性平，补脾健胃，消积化瘀。

神曲，味甘、辛，性温，为面粉或麸皮和药物（鲜青蒿、苍耳草、辣蓼草、赤豆粉、杏仁泥等）混合经发酵而成的曲剂。健脾和胃、消食化积，消各种积滞，是其原本作用。以其有郁蒸之气，性能升发，故又能解表，可用于消化不良，并有发热者。炒焦用消食止泻，生用配丸制糊。

【主治】腹痛属饮食积滞轻证。适用于脘腹胀满疼痛、拒按、恶食、嗳腐吞酸，或腹痛欲泻、泻后痛减，或大便秘结、舌苔腻等证。脉象特征为往来流利、应指圆滑、如珠走盘，三部脉轻按、沉取都有力。辨证要点为恶食、嗳腐、吞酸。

【禁忌】半夏，生用有毒，故内服多制用。忌吃生冷不洁、油腻食物。

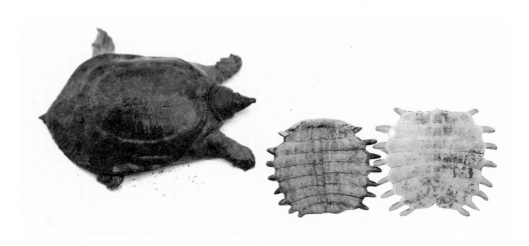

鳖甲：滋阴坚消

"你还不赶紧手术把子宫肌瘤切了，都影响我要孙女了。"杞忧关心地对小菁说。

"一直在积极地治疗呢，您看买的鳖就是为这用的。"小菁回应着。

"真好玩儿，伸着脖子东瞧瞧、西看看，一步一步慢吞吞地爬着，我想养着它玩。"晓晓看见买回来的鳖和小菁说。

"晓晓，以后有机会再玩，这只是你妈配药用的。"杞忧忙阻拦着说道。

"我给你们做红烧冰糖甲鱼吃，很简单。① 将鳖肚朝上仰放在砧（zhēn）板上，待其头伸出即斩，放血，将鳖放在沸水中烫3分钟取出，用刀刮去背壳和裙边黑膜，剔去四爪白衣后洗净，斩去脚爪和尾，从腹股正中对剖，去其内脏，割下背壳，每片斩成4块。② 鳖块下沸水锅煮约3分钟捞出，放入冷水中撇出黄油，备用。③ 将炒锅烧热，加猪油50克、葱段和姜片各6克，将鳖下锅煸炒几下，浇上黄酒15克，盖锅稍焖，加清水500克用旺火烧沸后盖锅盖，用小火焖半小时左右，捞出葱姜，加酱油10克、冰糖25克，再盖锅焖20分钟左右，至鳖酥烂后，加醋6克，转旺火，接着用水淀粉35克着腻拌匀，略收一下即可装盘,另起油锅,煸炒葱花,出香味后即倒在鳖上。"小菁对杞忧说。

过了些时间,小菁做好了饭菜,招呼一家人吃饭并介绍着:"红烧冰糖甲鱼,色泽红、亮,味道香鲜,咸中带甜,营养丰富。"

"鳖肚子里还有个小蛋,便宜你了。"小菁从盘子中夹出鳖蛋放入晓晓的碗里。

晓晓放在嘴里尝了尝,"没有觉得有什么怪味"。

"你做饭忙乎好长时间了,吃完饭我去收拾,把刮去的背壳扔了。"于甫主动要求承担归置工作。

小菁急忙说:"爸,别扔,鳖甲是良药,我就是用它治我的病。入药部分是鳖之背甲。洗净、晒干、备用。"

知识环岛

鳖甲,性寒,味咸。归肝、脾经。含骨胶原、角蛋白、碘质、维生素D、多种氨基酸,以及钙、钠、铝、钾、锰、铜、锌、磷、镁等元素。具有免疫促进,抑制结缔组织的增生,消结块,增加血浆蛋白的作用。益阴除热,软坚,消除胸脘部压重室闷感。用于阴虚内热、骨蒸盗汗、虚劳、咳嗽、虚热之抽风惊厥(生用);瘀血内热:久疟胁下坚硬成痞(疟母)、女子癥瘕、经闭(炙用)等证。一般用量12~30克。

警而远之

凡阴虚无热、胃弱呕哕、脾虚泄泻及孕妇等忌用鳖甲。服药期间忌苋菜。

似是而非

鳖甲、龟甲:都能滋阴潜阳,二者亦往往同用。鳖甲,即鳖的背甲,味咸,性寒,主入肝脾血分,善通行血络,破瘀散结,治肝脾肿大及经闭等证,又鳖甲善搜阴分热邪,故温邪入于阴分尤为常用;生用滋阴,炙用软坚散结。龟甲,即乌龟的腹甲,味咸、甘,性平,入心肾血分,补血止血,治血虚腰痛崩漏,还有补肾健骨、固经止崩的作用。

似是而非

　　鳖甲、瓦楞子：都能消除按之疼痛不移的腹内有形结块。鳖甲，侧重软坚散结；瓦楞子，味甘、咸，性平，侧重散结制酸，生用消痰散结，煅用制酸止痛。

加减方链接

　　【方名】桂枝茯苓丸加减

　　【出处】北京中医医院、北京市中医学校编《实用中医学》，北京人民出版社，1975年6月第1版。

　　【组成】桂枝9克，茯苓12克，牡丹皮、桃仁、赤芍各9克，鳖甲12克。

　　【用法】共研细粉，炼蜜调和，制成药丸，每丸9克，每服1丸，分早、晚服，温开水送服。或作汤剂，将药物放入砂锅内，加冷水约高出药物3厘米，经水浸1个小时。急火加热至沸腾，水开后每10分钟搅拌一次，文火煎煮30分钟。煎好后将药液过滤倒出备用。再往砂锅内加热水，水面稍高于药物，用文火煎煮20分钟，去渣取汁。将两次煎取的药液混合均匀，分早、晚服用，日服1剂，温热服用。

　　【功效】方中桂枝，辛温通阳，行气活血化瘀；茯苓，淡渗益脾；赤芍、牡丹皮、桃仁，活血化瘀；鳖甲，益阴除热，软坚散结。

　　【主治】子宫肌瘤属血瘀凝聚。适用于子宫逐渐长大较坚硬，多于下腹触及肿块，一般无触疼，月经周期规律、经量多有块、腹痛、经期延长、不孕，或白带多、舌质如常或舌边紫等证。脉象特征为脉细如线，应指明显，脉窄且波动小，端直以长，如按琴弦，脉本身的硬度大。

　　【禁忌】忌多吃滋腻食物，如肥肉等；忌肥胖；忌起居过于安逸。

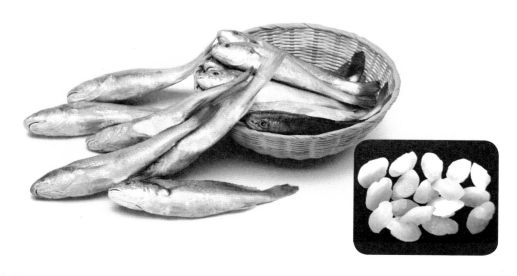

黄花鱼头中之耳石: 消石宝药

于孟晚上回到家, 小菁接过于孟的包, "回来了, 饭准备好了, 洗洗手马上吃饭吧"。

于孟没有回应, 阴沉着脸。

小菁猜想我又没有招惹他, 一定与我无关, 大概是工作上的不顺利。正是晚上七点左右, 精神最不稳定, 任何小事都会引起口角。突发奇想, 富有诗意地自语道:

"都市喧嚣, 你是否想在世外净土处清修?

红尘纷繁, 你是否希在青山绿谷处探幽?

懵懂人生, 你是否欲在历史见证处自悟?

雾化心灵, 你是否求在仁德圣洁处净化?

身心疲惫, 你是否望在憩息养生处休闲?

健康理念, 你是否思在清新空气处沐浴?

厨余良药

　　健康长寿，你是否盼在天人合一处积累？

　　猎奇探密，你是否想在天坑溶洞处体验？

　　旅游文化，你是否要在名胜古迹处饱缆？

　　友情对话，你是否愿在古乐低徊处链接？"

　　边自语边偷着观察于孟的反应。

　　"瞎拽什么文呀，你有什么高兴事吗？"于孟张口了。

　　"自助游满足您以上所有内容的愿望，除此之外，它还是不良情绪的释放剂，是疾病治疗的增效剂，是疾病康复的促进剂，不拘泥于活动形式，最近这个假期咱们全家出去旅游吧。"小菁建议道，"观赏自然风光、游览名胜古迹可以使人心旷神怡，还能从中得到一些启示。可以丰富生活内容，增长知识，能从中悟出一些生活哲理，更加体会到它们的深刻含义，从而更好地生活和学习，提高生活质量，对每个人都大有裨益。旅游，触景生情，会产生对大自然的热爱，领略祖国的江山如此多娇，爱国之心也会油然而生。"

　　"你不想去，为了晓晓的健康成长，也要考虑考虑。"小菁小心翼翼地追补上一句。

　　一说为了儿子，于孟心甘情愿地被"绑架"了，"好吧"，于孟痛快地答应着。

　　假期，于孟全家来到郊区，晓晓高兴地吃着农家乐的大餐。"咯"一声，晓晓把吃进去的饭吐了出来，"妈，这黄花鱼没有洗干净，里面还有石头子"。

　　"我看看硌坏牙了吗？"小菁急切地问。

　　"找出石头我去找他们去，这可是卫生先进单位呀。"于孟气愤地说。

　　"嘿，这是黄花鱼头中之耳石。"小菁从晓晓吐出的食物中扒拉出一小块白色硬物，"它又叫鱼脑石、鱼枕骨，给我留着，攒多了能入药。洗净、晒干、备用。"

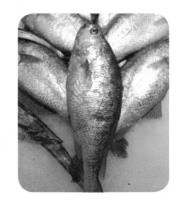

知识环岛

鱼枕骨，入药部分是黄花鱼头中之耳石。性平，味甘。归膀胱经。含碳酸钙、有机物、纤维蛋白等。具有消化结石的作用。主治结石、石淋等证。一般用量3～9克。

加减方链接

【方名】导赤散加减

【出处】北京中医医院、北京市中医学校编《实用中医学》，北京人民出版社，1975年6月第1版。

【组成】鲜生地15克，木通、甘草各9克，金钱草3.7克，海金沙（包煎）15克，鱼枕骨12克，冬葵子3.7克，鸡内金（微炒研末吞服）3克，萹蓄3.7克，车前子（包煎）15克，芒硝（后下）12克。

【用法】包煎药用小纱布袋包好，将药物放入砂锅内，加冷水约高出药物3厘米，经水浸1个小时。急火加热至沸腾，水开后每5分钟搅拌一次，文火煎煮15分钟，放入后下药，复煎二三沸。煎好后将药液过滤倒出备用。再往砂锅内加热水，水面稍高于药物，文火煎煮10分钟，去渣取汁。将两次煎取的药液混合均匀，分早、晚服用，日服1剂，温热服用。

【功效】方中生地，清热凉血，止血，滋阴养血，养阴生津，生用清热凉血，炒炭用止血；木通、甘草、萹蓄，利水导热；车前子（包煎）、冬葵子、金钱草、海金沙、鸡内金、芒硝、鱼枕骨，利水通淋、化石排石。海金沙，味甘，性寒，清热通五淋，尤其是湿热蕴结之小便排出小砂石；鸡内金，味甘，性平，补脾健胃，消积化瘀，固脬止遗，化结石。

萹蓄，味苦，性凉，利水通淋，清热化湿，主治小便短赤不利，湿热阻塞尿路。与木通、车前子配伍，常用于湿热证的小便不利及淋证。

　　【主治】泌尿系结石属下焦湿热、蕴积成石。适用于腰腹绞疼、痛连小腹或向阴部放射、尿频、尿急、尿痛、尿涩而余沥不尽、尿中带血有时杂有砂石、舌质红、舌苔黄或厚腻等证。脉象特征为端直以长，如按琴弦，脉本身的硬度大，每分钟脉搏在90次以上。或脉象特征为往来流利，应指圆滑，如珠走盘，每分钟脉搏在90次以上。

　　【禁忌】忌吃辛温滋腻食物，如羊肉、韭菜、生姜、辣椒、胡椒、花椒等；忌吃辛温助热的食物，如火锅、烹炸、烧烤等；避免高钙、高盐、高草酸、高蛋白质、高动物脂肪及高糖饮食；忌吃菠菜、带鱼、乳制品、豆制品、红茶、动物内脏等食物；根据结石成分调节饮食，钙结石应限制含钙丰富的食物，如牛奶、奶制品、精白面粉、巧克力、坚果等；草酸结石应限制含草酸成分丰富的食物，如浓茶、番茄、菠菜、芦笋等；尿酸结石应避免高嘌呤食物，如动物内脏等；忌起居暑湿；忌运动太少。

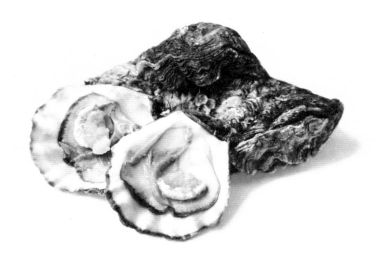

牡蛎贝壳：阴虚治疗

　　杞忧看见小菁在厨房忙着做饭，问："今天做什么吃呀？"

　　"嗯，您不是说这些天烦热失眠、心神不安嘛，我准备做清凉安神的牡蛎烧豆腐。把质嫩的南豆腐切成小块，为了避免南豆腐易碎，且让豆腐口感更佳，放入盐水中浸泡3~5分钟。将泡好的豆腐放入开水中，加盐煮2分钟，再放入切好的胡萝卜丁，同煮断生。牡蛎取净肉，在盐水中清洗，再下锅和豆腐、胡萝卜丁一同焯制，开锅后取出备用。另起一锅，热锅凉油，煸入花椒、姜末、蒜末，烹入料酒、酱油，入盐、胡椒粉调味，炒匀后加入清水烧开。将豆腐、牡蛎等放入调料锅中，烧制入味，最后调入蚝油，勾芡出锅。"小菁边洗着牡蛎边答复杞忧。

　　杞忧瞟见厨房台面上的牡蛎贝壳，随手一拢，扔进垃圾筒，嫌小菁干活不利落："我做饭边做就边收拾了"。

　　"妈，别扔呀！不是我干活不利落，我有意留着牡蛎贝壳，它是良药，入药部分是牡蛎的贝壳。洗净、晒干、备用。"小菁有些着急，语速都比平时快了许多。

厨余良药

牡蛎贝壳，性微寒，味咸、涩。归肝、胆、肾经。富含碳酸钙、磷酸钙及硫酸钙，有机质、硅酸盐、硫酸盐、磷酸盐和氯化物，以及镁、铝、硅及氧化铁等元素。煅烧后碳酸盐分解，产生氧化钙等，有机质则被破坏。具有收敛、镇静、解毒、镇痛的作用。生用：滋阴潜阳，化痰软坚。煅用：

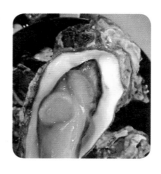

固涩下焦，制酸。用于阴虚阳亢：头晕、头痛、心悸、多梦、烦躁、失眠、耳鸣、肢麻；痰湿凝结：瘰疬、痰核流注；阴虚血热：骨蒸劳热、盗汗、自汗；下元不固：遗精、崩带、久泻；肝邪犯胃：胃痛、嘈杂吞酸、呕吐；火郁气滞：胁下坚满或作痛等证。一般用量9～30克。

警而远之 凡虚而有寒者，以及肾虚无火、精寒自出者均应慎用牡蛎贝壳。急、慢性皮肤病患者忌用。

"牡蛎贝壳还有别的好处，书中写着牡蛎粉150～200克，加白及粉10～20克，两粉拌匀，再以开水调成适当浓度，成胶混剂，代替硫酸钡作为X射线造影剂，临床实验证明显影效果良好，亦无任何不良反应。牡蛎内又含有碳酸钙、磷酸钙等为制酸剂，用于胃酸过多各证。"

似是而非

牡蛎、龙骨：都能固涩，二者常配合用。用于各种虚弱滑脱等证，如血虚者配补血药，气弱者宜与补气药同用。牡蛎，味咸、涩，性微寒。生用：滋阴潜阳，退虚热，化痰软坚，治痰核瘰疬、胁下痞硬，为软坚之剂，以柴胡引之，能去胁下硬；以茶引之，能消顶上结；以大黄引之，能消股间肿；以地黄为引和药，能益精收涩，止小便。煅用：固涩下焦，涩而兼燥，除湿浊，敛虚汗，制酸。龙骨，味甘、涩，性平，镇心安神，用于心神浮越，烦躁惊狂等证。

"含有牡蛎贝壳治常见病的老名方主方有很多，我给您从书中随便找一个念念。"小菁说。

厨余良药之经典良方

【方名】镇肝熄风汤

【出处】近代著名医学家张锡纯著《医学衷中参西录》。

【组成】怀牛膝、生赭石（先煎）各30克，生龙骨（先煎）、生牡蛎（先煎）、生龟甲、生白芍、玄参、天冬各15克，川楝子、生麦芽、茵陈各6克，甘草1.5克。

【用法】将先煎药和其他药物分别放入砂锅内，加冷水约高出药物3厘米，药物经水浸1个小时。把先煎药用猛火加热至沸腾，煎15分钟后，再放入其他药物。水开后每5分钟搅拌一次，煎煮15分钟。煎好后将药液过滤倒出备用。再往砂锅内加热水，水面稍高于药物即可，再煎煮10分钟，去渣取汁。将两次煎取的药液混合均匀，分早、晚服用，日服1剂，温热服用。

【功效】方中龙骨、牡蛎、龟甲、赭石，镇肝熄风，潜阳镇逆；牛膝，引血下行。配天冬、玄参、龟甲、白芍，滋阴柔肝，使阴能制阳而肝风自熄；配川楝子、茵陈、麦芽，疏肝解郁，遂其条达之性；麦芽、甘草，和中益胃，减轻金石药物对胃的伤害；川楝子，泻湿热，利气。

【主治】高血压属阴虚阳亢、肝风内动。适用于头目眩晕、头重脚轻，或目胀耳鸣，或心中烦热，或肢体麻木渐觉不利，或口眼渐形歪斜，或面色如醉、甚或颠仆、昏不知人、移时始醒，或醒后不能复原等证。脉象特征为端直以长，如按琴弦，脉本身的硬度大，三部脉轻按、沉取都有力。或上盛下虚。

偏头痛属肝阳上亢。适用于常暴怒、偏头胀痛、睡眠不宁、眩晕、胁痛、面红、口苦等证。脉象特征为端直以长，如按琴弦，脉本身的硬度大，三部脉轻按、沉取都有力。

眩晕属阴虚阳亢。适用于眩晕、耳鸣、缠绵持久、烦躁、失眠、腰酸腿软、四肢麻木、舌质暗红等证。脉象特征为端直以长，如按琴弦，脉本身的硬度大，脉细如线，应指明显，脉窄且波动小。

【禁忌】高血压属阴虚阳亢、肝风内动：茵陈，含挥发油有效成分，不宜久煎；戒烟限酒，忌饮烈性酒；忌过饱、过饥；忌多吃性温燥烈食物，如羊肉、韭菜、辣椒、葵花籽等；限制钠盐的摄入量（<5克/天）；避免用力排便诱发血压升高引起脑卒中意外；忌运动太过；忌用力过猛和过度疲劳；忌情绪激动、过分紧张焦虑；忌熬夜；忌在行进的车上看书；忌穿硬领衣服、领扣扣得紧。

偏头痛属肝阳上亢：忌吸烟、饮酒；忌已知的激发性饮食；忌吃可以引起头痛的食物，如干酪、柑橘类水果、味精、动物内脏等；忌吃高脂肪食物；忌过饱、过饥；少吃巧克力、奶酪等；忌过度疲劳；忌精神紧张；忌久坐；忌长时间日晒。

眩晕属阴虚阳亢：忌多吃性温燥烈食物，如羊肉、韭菜、辣椒、葵花籽等；忌熬夜；忌运动太过。

"唉，这孩子经常遗尿，真不让大人省心，他妈妈又嚷嚷上了。"杞忧心不在焉地听着小菁讲，耳朵却听着邻居大声责怪着孩子。

小菁顺着杞忧的话茬仍围绕着厨余食材的话题说："妈，您把书中这段文字让邻居看看，让她参考一下。"

厨余良药之经典良方

【方名】金锁固精丸

【出处】清代著名医学家汪昂著《医方集解》。

【组成】沙苑蒺藜12克,芡实、莲须各60克,煅龙骨、煅牡蛎各30克。

【用法】共研细粉,莲子煮烂和药末糊丸。每丸9克,每服1丸,分早、晚服,温开水或淡盐水送服。或作汤剂,组分各3克,将药物放入砂锅内,加冷水约高出药物3厘米,经水浸1个小时。急火加热至沸腾,水开后每10分钟搅拌一次,文火煎煮30分钟。煎好后将药液过滤倒出备用。再往砂锅内加热水,水面稍高于药物,用文火煎煮20分钟,去渣取汁。将两次煎取的药液混合均匀,分早、晚服用,日服1剂,温热服用。

【功效】方中沙苑蒺藜、芡实、莲子,补肾益精;龙骨、牡蛎、莲须,固肾涩精。

全方固肾涩精。

【主治】小儿遗尿症属肾虚肾气不固。适用于遗尿、腰酸、耳鸣、倦怠乏力等证。

遗精属肾虚精关不固。适用于遗精、滑泄、腰酸、耳鸣、倦怠乏力、阴囊缩湿冷、舌质淡白滑等证。脉象特征为手轻按在皮肤上、用中等指力按在肌肉上都感觉脉搏不明显,用重力按至筋骨时才能感到脉搏清楚,脉搏显现部位深,脉细如线,应指明显,脉窄,且波动小,手轻按在皮肤上感觉尺部脉搏无力。

【禁忌】小儿遗尿症属肾虚肾气不固:儿童剂量酌减;有实邪,如热病多汗、热痢初起、食滞腹泻等慎用;忌遗尿后责怪、训斥或打骂;给小儿信心及支持,鼓励进步,但酬赏无效;忌过度疲劳;临睡前限制液体入量和排尽尿。

遗精属肾虚精关不固:有实邪,如热病多汗、热痢初起、食滞腹泻、火扰精室等慎用。

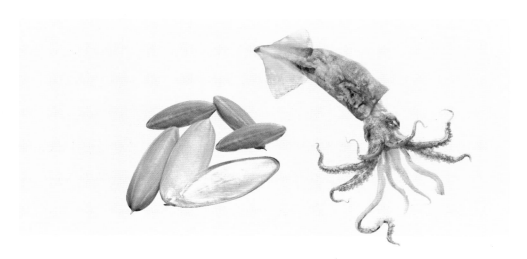

乌贼的干燥背骨：止血宝药

　　"咱们没有买荔枝啊，这是哪里来的？"杞忧问端上菜盘子的小菁。

　　"哈哈，妈，您再仔细看看是什么，是荤菜。我只是把墨斗鱼换了种做法，您尝尝好不好吃？"小菁和婆婆杞忧说。

　　杞忧看着个个形如荔枝的肉卷，夹了个尝了尝，"嗯，真好吃，色、香、味俱全"。好奇地问："怎么做的？"

　　"很简单，把鲜墨斗鱼洗净，除掉内脏、鱼骨、鱼黑皮后切成长5厘米、宽4厘米的菱形片。每片与斜边平行纵横分别划五刀，深度约五分之三。将肉片放入沸水锅中约1分钟，待肉片打卷后捞出控水。锅内放少量食用油，热后放入几粒花椒。将肉卷放入油锅，同时加葱、姜、蒜末及料酒、少量食用精盐，不放酱油，翻炒至八成熟，加入番茄酱，待肉卷和番茄酱炒匀后出锅。"小菁回答。

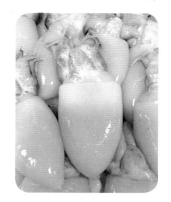

　　"先趁热吃饭，待会儿我再收拾厨房，千万别把乌贼的干燥背骨给扔了。"小菁叮嘱道。

"什么都是好东西攒着。"杞忧抱怨道。

"的确是好东西,是常用药。墨斗鱼学名叫乌贼,乌贼的干燥背骨又叫乌贼骨、海螵蛸。入药部分是乌贼的骨状内壳干燥背骨。洗净,晒干,备用。"小菁解释着。

知识环岛

乌贼的干燥背骨,性温,味咸、涩。归肝、肾经。含碳酸钙、壳角质、黏液质、少量氯化钠、磷酸钙、镁盐等。抗辐射、促进骨缺损修复。具有收敛止血,涩精固带,制酸止痛的作用。用于出血不止:吐血、衄血、肠出血;下元不固:血崩、带下、遗精;肝邪乘胃,胃痛吞酸等证。一般用量4.5～12克,研末吞服,每服1.5～3克。

警而远之　收敛去湿,能伤阴助热,故阴虚多热者不宜用。

似是而非

海螵蛸、桑螵蛸:海螵蛸,味咸、涩,性微温,入血分,具有收敛止血、固精止带、生肌祛湿、制酸止痛、咸温入肝肾的功效,主要作用在下焦止血;桑螵蛸,味甘、咸、涩,性平,入气分,具有补肾固精缩尿的功效,主要作用在固精。两者合用,治诸出血、腹泻、遗精、遗尿等证。

厨余良药之经典良方

【方名】清带汤

【出处】近代著名医学家张锡纯著《医学衷中参西录》。

【组成】生山药30克,生龙骨(先煎)、生牡蛎(先煎)各15克,海螵蛸12克,茜草9克。

【用法】将先煎药和其他药物分别放入砂锅内，加冷水约高出药物3厘米，药物经水浸1个小时。把先煎药用猛火加热至沸腾，煎15分钟后，再放入其他药物。水开后每10分钟搅拌一次，文火煎煮30分钟。煎好后将药液过滤倒出备用。再往砂锅内加热水，水面稍高于药物，文火煎煮20分钟，去渣取汁。将两次煎取的药液混合均匀，分早、晚服用，日服1剂，温热服用。

【功效】方中重用山药，补脾肾，固冲任；龙骨、牡蛎、海螵蛸，收敛止带；茜草，味苦，微酸，性寒，收涩理血而能通瘀，使收涩而无留瘀之弊。

全方治脾肾两虚之白带异常证。

【主治】白带异常属脾肾不足。适用于赤白带下、清稀量多、腰酸等证。脉象特征为手轻按在皮肤上、用中等指力按在肌肉上都感觉脉搏不明显，用重力按至筋骨时才能感到脉搏清楚，脉搏显现部位深，脉细如线，应指明显，脉窄且波动小。

【禁忌】有实邪，如热病多汗、热痢初起、食滞腹泻、火扰精室等慎用。山药，与碱性药物混合，能使所含的淀粉酶失效。

厨余良药之经典良方

【方名】固冲汤

【出处】近代著名医学家张锡纯著《医学衷中参西录》。

【组成】白术30克，黄芪18克，山茱萸、煅龙骨（先煎）、煅牡蛎（先煎）各24克，白芍、海螵蛸各12克，茜草9克，棕榈炭6克，五倍子细末1.5克（冲服）。

【用法】汤剂煎法、服用方法同上述清带汤。冲服药应先研成细粉，随汤剂冲服。

【功效】方中重用白术、黄芪,益气补中;山茱萸、白芍、煅龙骨、煅牡蛎,补肝肾,固冲任。合为主药,即针对主病、主证起主要治疗作用的药物,配合收敛止血的药物。海螵蛸,收敛止血,涩精固带;茜草,凉血止血。

【主治】功能失调性子宫出血属气虚冲任不固。适用于妇女崩漏下血、经血色淡质清、神情疲倦、气短、饮食减少、大便溏稀、头晕、目眩、腰膝酸软、舌质淡、舌苔白等证。脉象特征为手轻按在皮肤上、用中等指力按在肌肉上都感觉脉搏不明显,用重力按至筋骨时才能感到脉搏清楚,脉搏显现部位深,脉细如线,应指明显,脉窄且波动小。

【禁忌】忌多吃耗气的食物,如空心菜、生萝卜等;忌过度劳累;忌运动不柔缓。

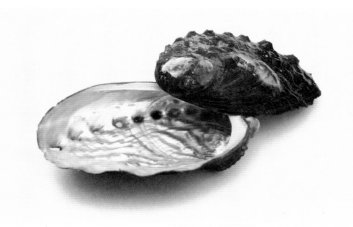

鲍鱼的介壳：实热除掉

"祝爷爷生日快乐！"晓晓向于甫祝福道。"希望爷爷常过生日，这样就可以常到外面饭店吃好吃的了。"

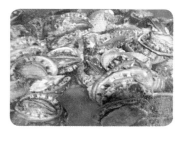

"哎，晓晓，怎么能说这样不吉利的话，你爷爷岂不死得更快？！"杞忧严肃地说道。

"孩子，不能为了吃好吃的这样说。给你爷爷过生日本来是非常高兴的事，这样说会让爷爷奶奶不高兴。"小菁赶忙阻止着晓晓说。

"都吃好了吧，准备回去吧。服务员，麻烦你拿几个餐盒，把没有吃完的打包。"于孔说道。

小菁把吃完鲍鱼的介壳单独收拾到一个餐盒里。

于甫看见了说道，"吃剩的垃圾，要它干什么？别要，多丢人呀！"

"爸，不丢人，咱们都已经付账了。"小菁知道于甫所指，没有正面回答，故意岔开话题微笑地对于甫说。

"鲍鱼的介壳又叫石决明，是良药。入药部分是鲍鱼的介壳，洗净、晒干、备用。"

知识环岛

鲍鱼的介壳，性寒，味咸。归肝经。含碳酸钙、有机质、少量镁、铁、硅酸盐、硫酸盐、磷酸盐、氯化物和极微量的碘；煅烧后碳酸盐分解，产生氧化钙，有机质则破坏。具有清热、镇静、降血压、拟交感神经、抗感染、抗凝、耐氧、扩张气管和支气管的平滑肌、免疫抑制等作用。平肝潜阳，除热明目。用于肝阳上亢：头痛、头晕、目眩；肝经风热：手足痉挛、视物障碍、青光眼等证。一般用量9～30克。潜阳熄风的作用仅次于羚羊角，经常代其应用。生用潜降力强；煅用收敛作用较强，而潜降及清火之力则较弱。

警而远之　凡脾胃虚寒及无实热者慎用。

加减方链接

【方名】天麻钩藤饮加味方一

【出处】杨医亚主编《中医学》第二版，人民卫生出版社。

【组成】天麻、钩藤（后下）各9克，石决明（打碎先煎）30克，牛膝、杜仲各15克，黄芩、栀子、益母草各9克，桑寄生、夜交藤各30克，茯神9克。加菊花、龙胆草各9克。

【用法】将先煎药和其他药物分别放入砂锅内，加冷水约高出药物3厘米，经水浸1个小时。把先煎药用猛火加热至沸腾，煎15分钟后，再放入其他药物。水开后每5分钟搅拌一次，煎煮15分钟，放入后下药，复煎二三沸。煎好后将药液过滤倒出备用。再往砂锅内加热水，水面稍高于药物即可，再煎煮10分钟，去渣取汁。将两次煎取的药液混合均匀，分早、晚服用，日服1剂，温热服用。

【功效】方中天麻、钩藤，平肝熄风，为主药，配合石决明，镇肝潜阳；杜仲、桑寄生、夜交藤、牛膝，滋养肝肾；栀子、黄芩，清热；茯神，安神；益母草，通络；菊花，味甘、微苦，性微寒，养肝而明目；龙胆草，味苦，性寒，清热，为泻肝经实火专药。

【主治】高血压属肝阳上亢。适用于头晕、头痛、面红、目赤、口苦、心烦、舌质红、舌苔黄等证。脉象特征为端直以长，如按琴弦，脉本身的硬度大，三部脉轻按、沉取都有力。

【禁忌】桑寄生，祛邪之力有余，补养的作用不足，故不能专为滋补之用；戒烟限酒，忌饮烈性酒；忌过饱、过饥；限制钠盐的摄入量（＜5克/天）；避免用力排便诱发血压升高引起脑卒中意外；忌用力过猛和过度疲劳；忌情绪激动、过分紧张焦虑；忌在行进的车上看书；忌穿硬领衣服、领扣扣得紧。